LES

VIANDES INSALUBRES

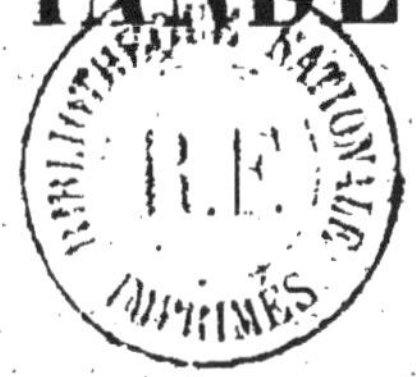

PAR

M. LOUIS VILLAIN

VÉTÉRINAIRE DÉLÉGUÉ DU DÉPARTEMENT DE LA SEINE

PARIS
ASSELIN ET HOUZEAU
Libraires de la Société centrale de médecine vétérinaire
PLACE DE L'ÉCOLE-DE-MÉDECINE

1900

LES

VIANDES INSALUBRES

OUVRAGES DU MÊME AUTEUR

La viande saine (1892). Moyens de la reconnaître et de l'apprécier. (*Médaille d'or de la Société nationale d'agriculture de France.*)

La viande malade (1894). Moyens pratiques de la reconnaître. (*Médaille d'or de la Société nationale d'agriculture de France.*)

Manuel de l'inspecteur des viandes (1890). 2e *édition*. En collaboration avec M. BASCOU et de Vét. sanitaires.
(*Ouvrage couronné par l'Académie de médecine*).

Les odeurs, les couleurs et la consistance des viandes, dans l'état sain et dans l'état de maladie. 2e *édition*, 1890. Traduit en espagnol par PEDRO PIC de Barcelone.

Les animaux de boucherie du marché de Paris et les viandes insalubres (1883). *Épuisé.*

8026-99. — CORBEIL. Imprimerie Éd. CRÉTÉ.

LES

VIANDES INSALUBRES

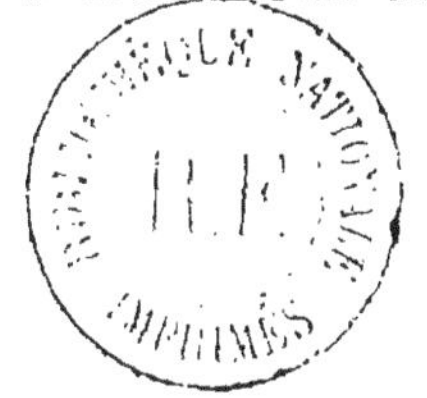

PAR

M. LOUIS VILLAIN

VÉTÉRINAIRE DÉLÉGUÉ DU DÉPARTEMENT DE LA SEINE

PARIS

ASSELIN ET HOUZEAU

Libraires de la Société centrale de médecine vétérinaire

PLACE DE L'ÉCOLE-DE-MÉDECINE

1900

PRÉFACE

Les altérations motivant la saisie des viandes sont grandes et je n'ai pas la prétention d'en fixer désormais le cadre. Loin de moi la pensée de faire un règlement, une codification. Avec M. Leblanc, je sais reconnaître qu'un pareil travail est impossible à réaliser ; je cite du reste textuellement : « Croire qu'on peut, comme pour la loi sanitaire de 1881, faire une nomenclature fermée comprenant les maladies rendant la viande impropre à la consommation est une erreur ; car il n'est pas nécessaire, pour qu'une viande soit malsaine et dangereuse, qu'elle provienne d'un animal malade. Il suffit que cette viande soit mal préparée, soumise à une température élevée, ou qu'elle ait subi un long transport pour qu'elle se corrompe. Le veau jeune, le mouton hydroémique, le bœuf ou le cheval étiques ne sont pas, à proprement dire, des maladies; leur viande n'en doit pas moins être prohibée. On ne peut donc établir une nomenclature complète. C'est à l'Inspecteur de Boucherie qu'il appartient de connaître les qualités que doit présenter une viande pour être livrée à la consommation, c'est à lui à savoir les causes multiples qui doivent motiver la saisie » (1).

En dehors des maladies contagieuses inscrites dans la loi sanitaire, des affections transmissibles à l'homme pour lesquelles aucun doute n'est possible, des animaux crevés, des viandes corrompues, des animaux trop jeunes, on peut dire que l'inspection des viandes se résume dans ces mots : Refuser quand la maladie a laissé dans les tissus des lésions ou des modifications notables.

Tout est là.

Delafond avait dit cela depuis longtemps, mais sous une autre forme.

(1) Leblanc, *Académie de Médecine*, séance du 4 juin 1895.

L. VILLAIN.

LES

VIANDES INSALUBRES

CHAPITRE PREMIER

RÉGLEMENTATION DES MOTIFS DE SAISIE

SOMMAIRE. — L'inspection des viandes s'appuie sur des lois, décrets et ordonnances. — Commission de Lyon de 1883. — Cachexie des moutons. — Jeunesse des veaux. — Tuberculose. — Péripneumonie. — Rouget et pneumo-entérite infectieuse. — Difficulté de réglementer.

I

L'inspection des viandes, si populaire dans les classes laborieuses des grandes villes, vit actuellement de souvenirs. Elle opère beaucoup empiriquement, en vertu de données transmises depuis bien longtemps. Elle a, néanmoins, une histoire, quelques règles, des lois, des décrets, des arrêtés municipaux et des ordonnances préfectorales; mais ces éléments peuvent, à l'heure actuelle, paraître incomplets, insuffisants.

Je comprends dès lors l'importance que certains attachent à la création d'un règlement concernant les motifs de saisie. Comme eux, je sens très bien qu'un Code serait bien vu non seulement des inspecteurs, mais encore du public. Cependant je me demande si nos observations sont suffisantes, si nous sommes, en un mot, prêts.

Pour ma part, bien que nos matériaux soient déjà considérables, j'estime que nous sommes encore dans la période de tâtonnement. Il nous faut étudier, demander le secours de la chimie et de l'expérimentation avant de pouvoir aborder avec chance de succès la règlementation des motifs de saisie. Ainsi ont fait nos aînés dans les sciences médicales.

Nous opérons, je l'ai dit, un peu empiriquement sur bien des points. C'est en effet par suite d'un *consensus omnium* que nous retirons de la consommation des viandes corrompues, gâtées, crevées, des viandes trop jeunes, d'extrême maigreur et d'autres, plus nombreuses, modifiées profondément dans leurs éléments par l'état pathologique, les microbes et les parasites.

C'est en quelques mots nets, précis, ce qu'a été notre manière de faire jusqu'ici. Elle peut appeler des critiques ; je serai le premier à les entendre si toutefois elles sont fondées.

II

Dans les années pluvieuses, nous recevons aux Halles de Paris une grande quantité de moutons cachectiques. Par ce mot de cachexie, nous comprenons la distomatose et surtout l'état de misère produit par la bronchite et la phtisie vermineuse.

Dans un troupeau, tous les sujets sont souvent atteints du mal et lorsqu'on se décide à le sacrifier pour la boucherie, la moitié est quelquefois impropre à l'alimentation. Où alors s'arrêter dans le choix des animaux à retirer de la consommation ? Sur quelle base s'appuyer pour rejeter tel mouton plutôt que tel autre ? Résoudre ce problème c'est établir le réglement si ardemment désiré par M. Morot.

Il est facile de faire une nomenclature ouverte des cas principaux qui rendent les viandes insalubres, d'indiquer par exemple que la cachexie des moutons, l'hydroémie du bœuf, la maigreur, l'anémie seront des causes de refus ; mais par cela même qu'on aura écrit ces mots, s'ensuivra-t-il que la ligne de conduite sera tracée, assurée et suivie par tous ? Hélas, non.

La pathologie interne établit de main de

maître la description des maladies de nos animaux domestiques, je le sais. Ce travail ne s'est pas fait tout d'un coup ; c'est avec lenteur, lorsque les matériaux ont été suffisants, qu'on a essayé d'asseoir le cadre des affections de notre bétail. Aujourd'hui, on peut connaître admirablement ce recueil sans pour cela être un clinicien. La pratique en tout est utile. Aussi, est-ce dans la fréquentation des abattoirs et des Halles qu'on peut arriver à déterminer avec précision non seulement les motifs des saisies, mais surtout l'opportunité de certaines saisies.

Quand j'examine un lot de moutons cachectiques de 100 têtes, alors que les carcasses sont accrochées aux tringles de vente, attendant notre estampille, que la main s'est posée sur tous avec attention, il ne faut pas croire qu'on peut, *ipso facto*, éliminer tous les mauvais. La limite n'est pas établie d'une manière aussi mathématique. Les moutons notoirement malades, mouillés, gorgés d'eau, froids au toucher, à graisse complètement fluide, maigres, diaphanes, sont facilement retirés de la consommation. Il en est de même de certains dont la graisse des reins est encore assez abondante, mais sèche, pulvérulente, s'écrasant en farine sous le doigt, émaillée par place, sous le péritoine, de petites paillettes brillantes. Ces derniers moutons, tout en étant bien moins imbibés d'eau, sont néanmoins de très mauvaise qualité: leur chair est molle, flasque, et l'ensemble de leur carcasse dépourvue de couleur semble, après soufflage, flotter dans le panicule charnu comme dans un sac. Ils sont également refusés. Quant aux autres, moins mauvais, également touchés par la maladie, il faut les examiner à nouveau, faire parmi eux un nouveau tri, établir des points de comparaison, enfin prendre une décision ferme; toutes choses, on le voit, plus faciles à faire qu'à exposer dans les lignes d'un article, même étudié.

III

En 1883, une commission composée du Dr Rollet, professeur à la Faculté de médecine de Lyon, de Saint Cyr, Cornevin et Galtier, professeurs à l'École vétérinaire de Lyon, de Quivogne et d'Aureggio, a été nommée à l'effet de présenter au maire de Lyon un rapport sur les motifs de saisie des viandes dans les abattoirs.

Après avoir fait une énumération succincte des maladies principales qui doivent entraîner les saisies totales ou partielles, cette commission a déclaré que dans les viandes fiévreuses, saigneuses, surmenées, ainsi que dans le Rouget, la faculté était laissée à l'inspecteur de saisir le tout, la partie, ou rien selon les cas.

Je fais actuellement cette idée mienne et je dis avec la commission, avec le décret du 28 juillet 1888, que, dans bien des cas, le vétérinaire doit rester seul juge de l'opportunité de certaines saisies. Si certaines opérations sont classiques, d'autres sont commandées par l'usage, les habitudes locales, et, bien souvent, il est difficile, pour ne pas dire impossible, d'aller, comme le dit Baillet, de Bordeaux, contre le sentiment du public.

IV

A Paris, les lettres patentes de 1782 ont réglementé le sacrifice des jeunes veaux; il leur faut l'âge de six semaines pour qu'ils puissent être admis dans nos abattoirs. Une fois dépouillés et préparés pour la boucherie, il ne nous est guère possible d'établir s'ils ont bien l'âge réglementaire. On a bien quelques signes permettant de reconnaître qu'un veau est trop jeune pour l'étal : tels sont la couleur des reins, celle de la graisse, la flaccidité des muscles, l'état des surfaces articulaires, le plus ou moins d'adhérence des épiphyses, l'aspect du cordon ombilical, etc.; mais si cet ensemble de signes suffit amplement pour faire prononcer l'élimination de certains veaux, il reste insuffisant lorsqu'il nous faut déterminer l'âge réel des animaux.

Admettons un instant qu'une réglementation nouvelle vienne indiquer que désormais les veaux pourront être consommés dès l'âge de vingt et un jours, limite déjà admise par beaucoup de municipalités de France et de l'étranger ; par le fait de cette modification importante, on n'aura rien changé à notre manière d'opérer et les difficultés resteront les mêmes.

Les viandes provenant d'animaux tuberculeux ont été, une première fois, réglementées par l'article 11 de l'arrêté ministériel du 18 juillet 1888 et l'on ne s'est pas entendu sur la façon d'opérer. Avec l'arrêté du 28 septembre 1896, on a des données plus claires qu'il faut néanmoins savoir interpréter.

La chair des animaux abattus pour cause de péripneumonie, de rouget, de pneumo-entérite infectieuse, ne peut être livrée à la consommation que sur l'avis conforme du vétérinaire. C'est la loi sanitaire et ses décrets complémentaires qui parlent ainsi, sans donner d'autres détails. Le règlement officiel est muet sur les causes qui peuvent motiver la saisie ou la livraison de la viande à la consommation. Le vétérinaire est laissé seul juge de l'opportunité de la saisie de la viande dans ces trois cas.

Dans les maladies aiguës, dans la fièvre de fatigue, dans les viandes dites fièvreuses, comment exposer en un cadre même agrandi les règles qui doivent présider au refus ou à l'acceptation de la viande? Les nuances d'interprétation sont tellement diverses en ces maladies qu'il faut une grande habitude des choses de l'inspection des viandes pour oser se prononcer de prime-saut.

Malgré toutes ces difficultés d'éxécution que j'ai accumulées dans ce chapitre, je pense qu'on peut faire une nomenclature ouverte des principaux motifs de saisie des viandes, une énumération en un mot, comme cela existe déjà dans maints règlements d'abattoirs de province, avec des idées générales sur certaines saisies classiques.

J'ajoute que cette liste ne donnera pas les résultats désirés et que la conduite tracée ne sera pas plus assurée que par le passé. Ce qu'il faut, en matière d'inspections des viandes, c'est de la pratique, du doigté: toutes choses aussi difficiles à acquérir qu'à énumérer.

Telle était ma première pensée — c'est souvent

la bonne — que je jetai à la hâte sur du papier et qui parut dans » la Presse vétérinaire » de septembre 1898. Elle fut aussitôt, de la part de certains confrères, l'objet de diatribes anonymes et d'attaques violentes qui me prouvèrent tout simplement que ma cause n'était pas aussi mauvaise qu'on voulait bien l'annoncer.

Depuis lors, j'ai cru utile de réunir mes notes et de donner en quelques mots les signes pratiques qui m'ont permis jusqu'ici d'établir sans conteste l'insalubrité des viandes. Voilà le véritable règlement.

CHAPITRE II

DANGER DES VIANDES MALADES

Sommaire. — Utilité de la viande saine. — Ptomaïnes, leucomaïnes. — Zoonoses.

L'homme est entouré d'ennemis innombrables qui, inoffensifs dans les conditions ordinaires, deviennent dangereux quand ses forces viennent à baisser. Il est, par suite, nécessaire de rejeter de la consommation les viandes dépourvues de principes alibiles. Celles qui sont livrées au public doivent être pour lui une source effective de matériaux réparateurs, afin de maintenir une balance égale entre la destruction et la rénovation des éléments constitutifs de nos organes.

La viande subit des altérations diverses, les unes dues à la maladie ou aux parasites, les autres occasionnées par les influences atmosphériques.

Si la cuisson complète de la viande peut, dans bien des cas, détruire les microbes, il n'en est pas de même des produits toxiques qu'ils élaborent.

D'après les expériences de Selmi et de Gautier il est acquis que la matière putréfiée renferme des alcaloïdes toxiques et qu'il y a un danger réel à laisser consommer des viandes altérées. Ces alcaloïdes apparaissent un certain temps après l'abatage de l'animal, quarante heures après la mort, puis disparaissent après quelques jours ; il en résulte des accidents très différents suivant le moment où la viande est consommée. Ces faits expliquent pourquoi les piqûres anatomiques avec un cadavre récent sont plus dangereuses que celles qui sont faites avec un cadavre ancien.

Au début de la putréfaction, il se produit une grande quantité de gaz hydro-carbonés qui font place plus tard à des gaz ammoniacaux; on observe alors que les ptomaïnes ont diminué.

M. A. Gautier a étudié les *leucomaïnes*, poisons des cellules vivantes, et les *ptomaïnes*, poisons des cadavres; les premières peuvent causer des accidents sans que la viande soit putréfiée.

MM. Brouardel et Gabriel Pouchet ont attiré l'attention de tous les hygiénistes sur les accidents qui peuvent résulter de l'ingestion de produits alimentaires d'origine animale, qu'ils proviennent de vertébrés (viandes, laitages), de mollusques ou de crustacés, et se sont demandé s'il s'agit d'une intoxication par les ptomaïnes où d'une infection par des microbes pathogènes; problème complexe qui appelle des recherches très précises et très complètes.

En Suisse, en Allemagne, on est parvenu à suivre de près certaines épidémies à forme typhoïde et à démontrer qu'elles étaient le résultat de l'ingestion de viandes malades.

Enumérer le charbon, les septicémies, la pyémie, la morve et le farcin, c'est indiquer les maladies qui rendent les viandes dangereuses pour le consommateur et le manipulateur.

On sait également que la ladrerie et la trichinose sont transmissibles à l'homme par la voie digestive et les expérimentateurs sont unanimes aujourd'hui pour affirmer l'identité des bacilles de la tuberculose humaine et bovine.

CHAPITRE III

PARALLÈLE ENTRE LA VIANDE SAINE ET LA VIANDE MALADE

SOMMAIRE. — Viandes préparées dans un abattoir. — Viandes malades préparées dans un champ. — Description comparée de l'aspect sain et de l'aspect malade.

Pour bien apprécier les caractères présentés par les viandes des animaux malades, il est nécessaire de connaître ceux que fournissent les viandes provenant de bêtes sacrifiées en parfaite santé; aussi conseillerons-nous aux personnes qui veulent s'occuper de cette question avec profit de fréquenter nos abattoirs.

Les viandes de boucherie sortant des mains des bouchers des grandes villes sont travaillées avec un soin extrême: l'assommement, la saignée, *l'habillage*, le dépeçage, tout est méthodique. Pratiquées suivant des règles spéciales, ces diverses opérations ne laissent pas que de donner aux quartiers de l'animal un aspect séduisant.

La division en deux parties de la colonne vertébrale est faite avec habileté, sans bavures pour ainsi dire ; toutes les taches extérieures de sang ont été enlevées avec soin, soit par le couteau, soit au moyen de linges blancs ; en un mot, on reconnaît le travail de l'homme de métier.

Au contraire, si la viande provient d'un animal sacrifié *in extremis*, ou d'une bête dont on aura fait *l'habillage post mortem*, dans un champ, une étable, il sera facile de reconnaître aussitôt qu'une main inexpérimentée a présidé à la préparation du sujet. Quand bien même encore un boucher aurait été appelé au dernier moment, le travail fait à la hâte, dans un lieu peu propice, ne ressemble en rien à celui qui est pratiqué dans les abattoirs ou dans une tuerie spéciale installée à cet effet : L'incision des vertèbres n'aura pas de netteté ; la surface de la viande sera tachée par le sang ; on trouvera même des lésions pathologiques qu'on n'aura pas su enlever.

Chez une bête saine, quelle qu'elle soit, le tissu cellulaire sous cutané devra être d'une grande blancheur, la graisse de couverture ferme, de couleur blanc rosé ou légèrement jaunâtre, la graisse du rognon ou suif de même nuance et sans injection. L'aspect extérieur sera exempt d'ecchymoses, d'arborisations vasculaires et d'infiltrations. Les muscles peauciers seront d'un rouge intense chez les animaux adultes, en rapport avec la coloration des muscles; on les trouvera plus pâles s'il s'agit d'animaux jeunes ou à viande blanche.

Le tissu musculaire, selon l'espèce ou l'âge, sera d'un beau rouge ou d'un blanc rosé, de teinte généralement uniforme; il sera de plus ferme et exempt d'infiltration.

Si la viande est très foncée en couleur, d'un brun presque noir, gommeuse et collante aux doigts, si la graisse est injectée, on peut en conclure qu'elle provient d'animaux saignés dans le cours de la fièvre de fatigue.

Dans l'état de maladie, les viandes de boucherie dégagent une odeur type, appelée odeur de fièvre, que tout le monde connaît et qui ressemble à l'haleine des fébricitants.

L'état fébrile prolongé donne aux muscles une teinte d'un gris terne passant bien vite au contact de l'air à une coloration d'un rouge pâle, semblable à la chair du saumon ou encore à la viande d'un rosbif cuit à point, d'où le nom de viande cuite donnée à la chair des animaux fiévreux.

Si on incise la viande fiévreuse on voit que la coupe laisse transsuder une grande quantité de liquide.

Les viandes qui dégagent une odeur de météorisation, excrémentitielle, pour nous servir du mot consacré, doivent être exclues de la consommation. Il en est de même des viandes à odeur urineuse, ammoniacale, dénotant l'empoisonnement urémique, des viandes à odeur de beurre rance, qui proviennent d'animaux atteints de charbon symptomatique ou sous le coup de la septicémie gangréneuse.

Enfin on doit refuser celles qui répandent des odeurs médicamenteuses (chloroforme, éther, acide phénique, assa fœtida.)

Tout le monde connaît l'odeur putride qu'exhalent les viandes en décomposition ; il est trop facile de reconnaître cette altération, soit à la couleur verdâtre des tissus, principalement de la graisse, soit à l'odeur nauséabonde qui s'en dégage pour que nous insistions davantage.

Nous devons rappeler que ces viandes ainsi altérées sont dangereuses à consommer, à cause des ptomaïnes qu'elles peuvent renfermer.

Dans l'atrophie musculaire simple ou sénile, les muscles sont encore d'un rouge vif et la graisse de couleur normale. Dans l'atrophie cachectique, dans l'hydroémie, la viande est pâle, imprégnée d'eau et la graisse diffluente. Il en est de même dans la maigreur, l'étisie, le marasme, la consomption et dans toutes les maladies par ralentissement de la nutrition. Ces divers états sont très communs chez la vache et le mouton. La cachexie aqueuse frappe, en effet, l'espèce ovine et fait chez elle de puissants ravages pendant les années pluvieuses. Le refus de la viande, on le conçoit, est ici de règle.

En général, il est bon de dire que, dans les maladies, les viandes, même de première qualité, sont molles, qu'elles n'ont jamais la fermeté ni la sécheresse des autres animaux sacrifiés en bonne santé; la main qui les touche doit reconnaître le degré d'altération qu'elles peuvent déceler.

Dans l'état de santé, les séreuses (plèvres et péritoine) sont complètement transparentes et laissent voir la belle couleur des muscles intercostaux internes et ceux de la paroi abdominale. L'intégrité des séreuses donne à peu près la certitude que les organes thoraciques et abdominaux sont sains ou, dans tous les cas, que leur état pathologique n'a pas eu de retentissement dans tout l'organisme. L'état pathologique intervient-il; elles se ternissent aussitôt, deviennent blafardes, sales et livides, notamment sur la portion charnue du diaphragme, la *Hampe*, comme l'appelle la boucherie; ou bien elles subissent le phénomène d'imbibition et se recouvrent parfois de fausses membranes et de tubercules.

Dans cet état, elles sont souvent arrachées afin de masquer, s'il se peut, la mauvaise qualité de la viande.

Les os, de couleur blanc jaunâtre normalement, sont quelquefois rougeâtres ou même plus foncés dans les maladies inflammatoires; ils deviennent d'une teinte de vieil ivoire dans l'anémie par hématurie ou pissement de sang. La section de la colonne vertébrale, d'un rouge vif ou rose sur les sujets sains, offre souvent des teintes sales et terreuses lorsque la viande provient de sujets fiévreux.

Les ouvertures des veines doivent être exsangues; leur état plus ou moins grand de réplétion indique l'imperfection de la saignée ou encore le sacrifice *in extremis*.

Les ganglions lymphatiques ou *noix* des bouchers ne peuvent être ni hypertrophiés, ni congestionnés.

La graisse participe de l'état général: fluide lorsque les animaux sont d'une extrême maigreur ou cachectiques, elle est au contraire pulvérulente, farineuse, sans caractère onctueux, souvent d'un blanc d'albâtre dans l'anémie.

C'est ordinairement au bassin, dans les interstices des vertèbres dorsales, qu'on juge bien l'état de consistance de la graisse. C'est surtout en sciant un os long — l'*humérus* de préférence — qu'on peut immédiatement savoir si les animaux ont leur moelle ou ne l'ont pas : ferme et compacte à l'état sain, au point que le doigt ne peut l'entamer, la moelle des os devient semblable a de la gelée de coing dans le cas de marasme et de consomption où le refus est indiqué.

CHAPITRE IV

VIANDES FIÉVREUSES

§ 1. — Viandes fiévreuses proprement dites.

Sommaire. — Qu'entend-on par le mot viande fiévreuse — Pourquoi la viande fiévreuse ressemble-t-elle à de la viande cuite? — Causes de production des viandes fiévreuses.

On comprend sous ce titre les viandes provenant d'animaux malades ou ayant succombé à la suite d'une maladie inflammatoire. Dans le premier cas les sujets sont malades, mourants ; dans le second, ils sont crevés.

Toutes les infections, toutes les maladies qui sont accompagnées d'une fièvre intense ou celles qui ont dans l'organisme un retentissement suffisant pour y produire des altérations plus ou moins nuisibles, doivent être considérées comme une cause de rejet de la viande. La chair des animaux morts naturellement sans effusion de sang est de droit saisie.

A. *Qu'entend-on par le mot viande fiévreuse?* — L'appellation « viande fiévreuse » sert à caractériser un état particulier des viandes à retirer de la consommation. Cet état constaté sur des viandes saisies ne veut pas dire qu'il y a toujours eu élévation de température. Non. Ainsi dans la péripneumonie où le thermomètre indique souvent 40 et 41 degrés de température, les chairs sont ordinairement indemnes de fièvre. Il en est de même dans certaines maladies du porc. Par contre, dans les accidents de parturition, dans la météorisation où la fièvre n'a pas le temps de s'allumer — les animaux étant sacrifiés avec rapidité — les chairs sont ordinairement fiévreuses. Acceptons donc le mot avec la signification large que nous venons de lui donner. Il est du reste admis dans la pratique et les inspecteurs de boucherie connaissent son interprétation.

B. *Pourquoi la viande fiévreuse ressemble-t-elle à la viande cuite?* — Lorsqu'un animal succombe brusquement, les agents de la putréfaction n'existent qu'à la surface de la peau et dans les grandes cavités du corps en contact avec l'air extérieur, notamment dans le tube digestif. Ce sont les microbes de l'intestin qui commencent l'œuvre destructive en envahissant plus ou moins rapidement les diverses parties du corps. Les conditions, on le conçoit, ne sont plus les mêmes s'il s'agit de sujets ayant succombé a une maladie ; il peut arriver, en effet, qu'au moment de la mort l'organisme soit déjà envahi dans une certaine étendue par les micro-organismes.

Ce qui est vrai pour les viandes provenant d'animaux crevés l'est également pour celles des sujets sacrifiés dans le cours d'une maladie aiguë, de la météorisation notamment,

Un mort-né ne se putréfie pas de la même façon qu'un nouveau-né. Le premier se décompose comme un morceau de viande, de dehors en dedans, tandis que le second est envahi par des agents de la putréfaction ayant leur point de départ dans l'intestin. Au moment de la naissance, l'intestin est complètement stérile ; ce n'est qu'après plusieurs heures que le tube digestif est habité par des micro-organismes.

Ces faits d'observation démontrent l'utilité qu'il y a de retirer promptement les intestins de la cavité abdominale, de vider, en un mot, les animaux de boucherie. Agir autrement c'est s'exposer à produire des viandes fiévreuses, cuites dont nous allons à présent exposer les signes.

C. *Causes de production des viandes fièvreuses.* — Sans passer en revue le cadre nosologique, il m'est permis de citer, comme rendant éminemment les viandes fièvreuses, les affections suivantes : la fièvre traumatique, les indigestions graves, les maladies de l'appareil urinaire, les étranglements internes, l'ictère grave, la fièvre charbonneuse, le charbon symptomatique. J'ajoute encore les accidents de parturition, et ils sont nombreux : paralysie, péritonite, non délivrance, cas de dystocie dont les résultats, par suite de manœuvres de toutes sortes, sont des fractures, déchirures et surtout des infiltrations et des ecchymoses.

Dans un groupe à part est rangée la fièvre de fatigue dont les effets sont assez différents.

Les viandes médicamenteuses appartiennent à un groupe voisin. Tout en dégageant des odeurs très persistantes, définissables pour la plupart, elles proviennent d'animaux ordinairement malades, fiévreux et sacrifiés dans le cours d'affections graves (1).

§ II. — Viandes malades.

Sommaire. — Odeur de la viande fiévreuse. — Couleur des viandes fiévreuses. — Hypostase, lividités, infiltrations. — Altérations du sang, des os, de la moelle osseuse, de la graisse. — Ictère. — Indigestions. — Charbon. — Part laborieux. — Accentuation des lésions sur les viandes rassises.

La fièvre se manifeste sur l'animal vivant par une élévation de la température. Elle résulte, la

(1) Villain, *La viande saine*. — Bissauge, *Recueil de Médecine Vétérinaire* du 30 mai 1895.

plupart du temps, d'une infection de l'organisme par des produits de dénutrition, soit végétaux, soit microbiens ou élaborés par l'organisme même. A côté de ces produits usés, A. Gauthier a découvert des poisons violents appelés leucomaïnes ; ces alcaloïdes sont des poisons de l'organisme vivant.

Lorsque les animaux sont morts, les fermentations des produits organiques donnent lieu à la production de poisons spéciaux, de toxines, de ptomaïnes dont l'introduction dans l'économie est cause d'intoxications graves souvent mortelles.

A l'instar du professeur Brouardel, le Dr Vallin vient de lancer, à l'Académie de médecine, l'anathème sur le jeune veau dont l'ingestion de la chair est souvent cause de diarrhée. Il rappelle dans sa communication les empoisonnements célèbres où la viande de veau a joué un rôle certain et recommande une sévérité toute exceptionnelle dans la visite des jeunes veaux vendus sur nos marchés.

Depuis longtemps je partage cette manière de voir. Le veau jeune est le terrain favori pour le développement de tous les microbes ; sa viande gélatineuse doit en effet servir d'excellent bouillon de culture. Ce jeune animal est atteint d'omphalo-phlébite et, conséquemment, d'arthrite suppurée, d'endocardite infectieuse, série d'affections secondaires caractérisant la pyoémie. Il est encore frappé de pneumo-entérite septique, d'entérite, maladies graves communiquant sans nul doute à la chair des caractères nocifs.

De tout temps, à Paris, on a été sévère pour le veau *goutteux*, c'est le mot vulgaire employé comme motif de la saisie, pour le veau à grosses articulations, à arthrites suppurées, comme pour ceux dont les lésions de la plèvre et du péritoine dénotaient des affections graves du jeune âge. Je crois qu'il y a un intérêt majeur à généraliser cette manière de faire.

A. *Odeur de la viande fiévreuse.* — Dans l'état de maladie, les viandes de boucherie dégagent une odeur type, appelée odeur de fièvre, que tout le monde connaît et qui ressemble à l'haleine des fébricitants.

C'est principalement sous l'épaule et dans les muscles de la région crurale interne que cette odeur est le mieux perçue. Il faut que l'incision soit fraîche, faite par celui-là même qui doit sentir, autrement on s'expose à des erreurs et à des contradictions.

Nous devons ici mettre en garde contre l'odeur assez forte que répand la chair pantelante et que les bouchers traduisent en disant que la viande sent *le chaud*. Cette odeur s'accentue davantage si on vient à expédier les quartiers de l'animal avant leur refroidissement complet, mais elle n'est pas comparable à celle de la fièvre et elle se dissipe assez vite au contact de l'air.

B. *Couleur des viandes fiévreuses.* — Certaines affections graves donnent aux muscles une teinte d'un gris terne, lavé, passant bien vite, au contact de l'air, à une coloration d'un rouge pâle, semblable à la viande d'un rosbif cuit à point, d'où les noms de *viande cuite*, *viande saumonée*, donnés à la chair des animaux fiévreux.

Lorsque certains muscles, notamment ceux de la cuisse, sont atteints de dégénérescence cireuse ou vitreuse et que leur striation a disparu, on peut en conclure que cette altération est consécutive à la mort de l'organe et qu'elle peut être considérée comme une simple altération cadavérique. On remarque aussi cette dégénérescence dans les paralysies du cheval et du bœuf et dans la fièvre typhoïde de l'homme.

Quelquefois on voit sur la coupe transversale des muscles de la cuisse et des pectoraux un ton gris bordant la périphérie et tranchant singulièrement sur le centre de nuance rouge ou rose. Les anciens praticiens du service — dont quelques-uns, il faut le reconnaître, avaient une certaine aptitude — disaient que la viande avait des *lisières* et qu'elle était de ce fait très mauvaise. Aujourd'hui, on dit que ce sont des lividités cadavériques.

Si on incise la viande fiévreuse, la coupe laisse transsuder une grande quantité de liquide, de jus. Cette sérosité est parfois si abondante qu'elle coule à terre à la moindre incision.

En général, il est bon de dire que, dans la maladie, les viandes, même de première qualité, sont molles, qu'elles n'ont jamais la fermeté ni la sécheresse des autres provenant d'animaux sacrifiés en bonne santé ; la main qui les touche sait reconnaître le degré d'altération qu'elles peuvent renfermer.

C. *Hypostase, lividités, infiltrations.* — Les séreuses, plèvres et péritoines, sont livides, plombées notamment sur la portion charnue du diaphragme.

Il n'est pas rare de rencontrer les signes de l'hypostase cadavérique : Ce sont des teintes violacées limitées à un point des plèvres costales, ou encore des suffusions sanguines sous l'épaule correspondante, dénotant ainsi le côté sur lequel l'animal est resté couché avant sa préparation pour la boucherie. Puis ce sont des lividités que laissent à nu l'ouverture des gros vaisseaux, ou bien encore des œdèmes roussâtres dans le tissu cellulaire du *grasset*, sous l'épaule, ainsi qu'un réseau de fins capillaires gorgés de sang.

D. *Altérations du sang, des os, de la moelle osseuse, de la graisse.* — Le sang est altéré chez les fébricitants. Claude Bernard a constaté qu'il est plus fluide et se coagule plus lentement. La plupart des cliniciens ont reconnu que dans toutes les fièvres, sa capacité d'absorption pour l'oxygène est amoindrie et qu'il change peu au contact de l'air. Dans la fièvre charbonneuse, il possède au plus haut point toutes ces propriétés.

Dans nos viandes foraines, il est facile de se procurer du sang en incisant certaines veines (tronc des veines axillaires, saphène interne) et de juger sa couleur en le plaçant sur du papier.

La graisse est souvent injectée dans les viandes dites fiévreuses. Les ganglions sont hypertrophiés, hypérémiés. La moelle osseuse est de teinte plus foncée ; elle est parfois hémorragique. La section du rachis offre une couleur d'un gris terne, ou d'un brun foncé. Cette teinte terreuse est d'autant plus accentuée que la coupe est plus ancienne.

C'est dans ces points que l'inspection frappe

d'abord, lorsqu'elle est en présence d'une viande douteuse. Vient-elle à rencontrer ces signes, elle poursuit alors son investigation en faisant couper méthodiquement la cuisse où d'autres lésions lui révèlent souvent la clef du mystère et lui dictent sa conduite.

E. *Ictère.* — Dans l'ictère grave du mouton, du veau et de la chèvre, la couleur safranée est très accusée : elle envahit tous les tissus, la graisse, les aponévroses, les muscles, la substance spongieuse des os ; la moelle des os longs devient hémorragique. Dans ces conditions, le rejet de la viande s'impose, car on se trouve en présence d'une affection grave dont le retentissement sur l'organisme est général. Quant aux animaux dont on permet la vente, leur teinte jaune les déprécie toujours. Cependant, la viande, une fois cuite, n'a pas un gout amer ainsi que nous avons pu nous en assurer nombreuses fois.

La graisse diffère notablement de couleur suivant les espèces, les races, l'âge, le sexe et le mode de nourriture.

Assez souvent on rencontre des bœufs de première qualité dont la graisse est fortement colorée en jaune ; cette teinte un peu ictérique pénètre même dans les muscles auxquels elle donne un aspect d'un rouge ocreux. Le commerce attribue cette coloration spéciale à l'alimentation dans certains herbages et prise moins ces animaux dont la vente est toujours difficile.

Sur des sujets très maigres, principalement chez la vache, la teinte jaune de la graisse caractérise la vieillesse et l'usure.

F. *Indigestions.* — Dans les indigestions graves, l'économie est entièrement touchée; la viande est fiévreuse, cuite ; les aponévroses, le tissu cellulaire sont blafards, lavés, cadavériques ; les séreuses ont un aspect livide ; l'odeur est excrémentitielle.

G. *Charbon.* — La fièvre charbonneuse donne à toutes les chairs une couleur d'un rose saumoné très accusé.

Les viandes d'animaux atteints de charbon symptomatique, de septicémie dégagent une odeur de beurre rance ; elles sont ordinairement emphysémateuses, crépitantes par place. En même temps que la tumeur est caractéristique, la section longitudinale du rachis se présente avec une coloration d'un brun chocolat presque noirâtre.

H. *Part laborieux.* — Des ecchymoses extérieures ou profondes, des infiltrations dans le bassin indiqueront toujours un part laborieux qui a nécessité le sacrifice immédiat de l'animal.

I. *Accentuation des lésions sur les viandes rassises.* — Lorsque la viande est encore chaude, toutes les lésions que je viens de décrire sont peu accusées. Elles s'accentuent avec la rigidité cadavérique, le raffermissement, pour employer le mot consacré. C'est pour ces raisons que, dans les abattoirs, on ne trouve pas, dans la fièvre même intense, des signes aussi manifestes ; c'est encore pour ces motifs que certaines viandes foraines expédiées aux Halles offrent des lésions nombreuses, des phénomènes d'imbibition que nos confrères de province n'ont pu voir à une autopsie récente.

Aux abattoirs de Paris, quand un animal malade est abattu d'urgence, on juge rarement sur la viande chaude, pantelante, on attend toujours plusieurs heures, souvent même une journée, une nuit, que le raffermissement se soit produit, qu'il y ait en un mot une certaine fermeté des chairs et de la graisse. Dans cet état de rigidité des quatre quartiers, on voit plus sûrement les lésions et l'état des tissus.

C'est une ligne de conduite que je reconnais bonne et qui donne entre nos mains les meilleurs résultats.

CHAPITRE V

VIANDES SURMENÉES

Sommaire. — Caractères de ces viandes. — Taureaux des arênes de la rue Pergolèse, à Paris. — Principales causes de surmenage. — Gibiers forcés. — Altération rapide des viandes surmenées.

A. *Caractères de ces vianaes.* — Toutes les semaines, aux Halles de Paris, on peut trouver, dans le local de nos saisies, des viandes de bœuf que le service vétérinaire a retirées de la consommation pour le motif banal — qu'on me permette momentanément ce mot — de surmenage ou de fièvre de fatigue. Ces viandes ont un aspect particulier : extérieurement elles attirent les regards par leur couleur plus rouge, plus foncée que de coutume. Le muscle est brun, noirâtre ; incisé, il donne la sensation d'une masse élastique, gommeuse, collante non seulement à la lame du couteau, mais encore aux doigts. La fibre est *sèche, sans sérosité, sans jus*. Je souligne ces mots intentionnellement.

Contrairement à toutes les viandes saines qui donnent, après un certain temps d'incision, une petite quantité de jus rosé, contrairement encore aux viandes fiévreuses proprement dites qui laissent transsuder beaucoup de liquide, les viandes atteintes profondément par la fièvre de fatigue ne donnent plus de jus. Aucune goutte de sérosité ne s'échappe de leurs fibres noires de consistance de caoutchouc.

En même temps qu'on observe ces caractères que je dirai primordiaux, on perçoit une odeur particulière, désagréable, aigrelette, éthérée le plus souvent.

Poursuivant la dissection de ces viandes, je remarque que le tissu spongieux des os est foncé, la moelle osseuse hémorragique, les ganglions injectés. La graisse est souvent rougeâtre par place, surtout autour des reins un peu congestionnés dans leur ensemble.

Quelquefois on trouve dans les masses musculaires de l'encolure et aussi dans l'intérieur des cuisses des infiltrations séro-sanguinolentes dissociant certains muscles. Sous l'épaule, les lésions sont peu accusées ; elles se traduisent par un peu d'injections du tissu cellulaire recouvrant le grand dentelé. Les veines sont gorgées de sang noir et de caillots. Tels sont succinctement décrits les caractères généraux des viandes fatiguées, surmenées, que nous retirons de la consommation, caractères que j'ai recueillis en présence des vétérinaires sanitaires du service, sur des sujets types, furieux, tués à coup de fusil, ou sur d'autres sacrifiés immédiatement après une course folle ou une trop longue marche, La fièvre hectique, la station debout forcée et prolongée produisent également les effets du surmenage, mais à des degrés divers.

Ces causes ne sont certainement les seules ; il en existe sans doute un certain nombre d'autres qui m'échappent, car, il faut le dire, nos opérations ont lieu sur des viandes foraines en morceaux et dépourvues de viscères.

B. *Taureaux de combat.* — Je me souviens qu'à l'époque des courses de taureaux dans les arènes de la rue Pergolèze, à Paris, il y avait, chaque jour, aux Halles, des viandes de petits taureaux dont la plupart étaient couvertes d'ecchymoses, de contusions, de déchirures musculaires, sur les côtes, les épaules et les colliers. La graisse, de faible quantité, était un peu injectée; la fibre accusait une couleur très foncée ; elle était gommeuse, collante aux doigts, sèche et sans pus. Son odeur était légèrement éthérée. Les viandes qui présentaient cet ensemble de signes étaient retirées de la consommation. Elles provenaient sans doute de sujets fatigués qui avaient résisté longtemps a l'épée du matador et qui avaient eu à recevoir, dans la course, des coups nombreux du picador et des déchirures provoquées par le harpon des banderilles. Je reconnais également qu'un certain nombre de taureaux dont l'aspect était meilleur a été vendu un vil prix pour les restaurants populaires et les petits marchés.

C. *Principales causes de surmenage.* — Il y a certainement des degrés dans la fatigue. Les bœufs qui font un long parcours maritime ou qui demeurent longtemps en chemin de fer présentent déjà certains caractères de la fatigue. Tués immédiatement, ils donnent, aux dires des gens de métier, une viande trouble un peu foncée. On sait aujourd'hui parer à ces inconvénients sérieux en laissant reposer les animaux quelque temps avant l'abatage.

Il ne m'est pas possible de m'attarder plus longtemps à toutes les causes qui peuvent modifier l'état des viandes ; elles sont connues et étudiées. Je ne veux m'occuper ici que des viandes surmenées justiciables de l'inspection vétérinaire, celles qui se décomposent avec rapidité et qui donnent un bouillon mal odorant et des rôtis durs, coriaces, sans saveur.

Chaque fois qu'un boucher vend de la viande surmenée, il est certain de mécontenter tous les acheteurs. Un fait récent le prouve.

Non loin de Paris, un bœuf furieux est tué d'une balle de fusil, après une course mouvementée. Son cadavre, conduit à l'abattoir, est préparé en vue de la boucherie. Il échoue ensuite chez un boucher détaillant qui se met en mesure de le débiter à sa clientèle. Ce commerçant n'opère pas longtemps ainsi car les acheteurs, en petit nombre heureusement, s'empressent de lui rapporter les morceaux cuits qu'ils n'ont pu toucher. Ce voyant le boucher envoie le restant aux Halles, les trois quartiers au moins, aux fins d'un débarras. La viande est à peine entrée dans les pavillons qu'elle est conduite au local de la saisie pour cause de surmenage. On ignorait alors le fait divers que je viens de relater.

D. *Gibiers forcés.* — La santé publique est-elle compromise par suite de l'introduction dans la consommation de viandes fatiguées demande M. Morot, de Troyes (1). Assurément non, disent les optimistes, puisqu'on mange bien im-

(1) A propos de courses de taureaux. — Voir le *Répertoire de Police sanitaire* du 15 mai 1897.

punément les chairs des lièvres, chevreuils, cerfs et sangliers forcés.

On ne peut, il me semble, tirer une analogie entre nos animaux de boucherie tués et saignés avec précaution dans les abattoirs, et les gibiers qu'on mange à de rares intervalles, après, ordinairement, une marinade épicée. Les viandes des premiers sont livrées sur nos tables à l'état saignant, à peine cuites, crues quelquefois. Les autres, au contraire, ne nous sont offertes que modifiées, marinées, transformées pour ainsi dire et rôties profondément. On exige pour celles-ci le faisandage afin de développer l'arôme du gibier et de flatter les palais éduqués. Pour celles-là, on demande un état de conservation irréprochable, condition principale d'une bonne viande de boucherie. Pour les unes, on veut la fraîcheur, une couleur vive, une certaine beauté même ; pour les autres, enfin, on attend presque l'avarie avant de les consommer : bizarrerie des goûts. Nulle comparaison à mon sens ne peut être faite entre les viandes de boucherie surmenées et les gibiers forcés.

Le faisandage du gibier, si recherché de certains gourmets, est certainement le premier degré d'altération, le prélude de la putréfaction. Sous cet état les viandes peuvent ne pas être nocives, mais comme on passe sans transition aucune du faisandage à la putréfaction, il faut se méfier de ces aliments altérés (1). Ils occasionnent souvent des malaises, de légères intoxications que les gens sobres connaissent très bien et redoutent lorsqu'ils vont dîner en ville à l'époque de la chasse.

Le sérum du sang des animaux morts de surmenage est toxique. M. Redon a vérifié cette toxicité en inoculant dans la veine de l'oreille des lapins des quantités décroissantes de sérum prélevé sur des bœufs américains morts au marché aux bestiaux, à la suite d'une course désordonnée (2).

E. *Altération rapide des viandes surmenées.* — Les viandes surmenées, fatiguées, sont sujettes à s'altérer avec rapidité par suite d'une saignée incomplète et du séjour un peu prolongé des viscères dans les cavités splanchniques. Elles contiennent, d'après Liebig, dix fois plus de créatine que celles des autres animaux sacrifiés dans le repos à l'étable. Elles renferment en outre des produits de désassimilation provenant de la des-

(1) Moulé, *Parasites des aliments.*

(2) Les bœufs morts des suites du surmenage offrent des chairs d'un aspect fiévreux, de teinte cuite, lavée. Ces viandes en admettant qu'on puisse les présenter à la vente, rentrent dans la catégorie des viandes fiévreuses proprement dites.

truction des éléments cellulaires et d'autres dont l'action sur les tissus est identique, selon A. Gautier, à celle des ferments de la putréfaction.

Pour ces raisons diverses, j'estime qu'il y a lieu de retirer de la consommation les viandes de boucherie qui présentent à un haut degré les lésions du surmenage.

CHAPITRE VI

ZOONOSES

Sommaire. — Charbon, morve, rage, tuberculose, ladreries, trichinose, actinomycose, kystes hydatiques. — Fièvre aphteuse, tétanos.

Nulle description à faire ici. Il suffit d'énumérer ces maladies pour se convaincre de leur danger. Tels sont : le charbon, la morve, la rage, la tuberculose, les ladreries, la trichinose, l'actinomycose, les kystes hydatiques. On peut encore ajouter à cette nomenclature la fièvre aphteuse à cause de ses localisations sur la langue et sur les pieds.

Les teignes et les gales ne sont contagieuses à l'homme que par contact direct avec les animaux. Les chairs dans ces deux cas n'ont rien de nocif.

Les maladies charbonneuses, la rage, la tuberculose, la morve sont réglementées par notre loi sanitaire et la ligne de conduite que l'inspection doit suivre à leur égard est défini. Nul ennui.

Pour les viandes trichinées, le refus total est commandé, à l'instar de certains états allemands.

Quant aux ladreries du bœuf et du porc, point n'est besoin, il me semble, de discuter, car tout le monde, je crois, doit-être d'accord pour la saisie totale, quel que soit le nombre de cysticerques visibles.

Au sujet de l'actinomycose nous ordonnons des saisies partielles en rapport du reste avec les points envahis : langue, mâchoires, poumons.

Enfin nous avons encore les kystes hydatiques dont la transmission à l'homme ne peut se faire que par l'intermédiaire du chien. Tous les organes : foies, poumons, reins envahis par les échinocoques ont de tout temps été rejetés de la consommation.

Le tétanos, affection commune à l'homme et aux animaux, entraîne la saisie totale de la viande.

CHAPITRE VII

SAISIES PARTIELLES

SOMMAIRE. — Saisies nombreuses, difficiles à énumérer et laissées au jugement de l'inspecteur.

On opère des saisies partielles, des épluchages pour me servir du mot propre, dans nombreux cas que le vétérinaire, avec ses connaissances en pathologie, peut déterminer immédiatement.

Ce n'est pas dans un livre, si étudié qu'il soit, qu'on peut établir la nomenclature de ces saisies partielles ; c'est au praticien qu'il appartient de juger l'opportunité d'une saisie locale, en se basant sur l'étendue et la nature des lésions.

On peut citer, dans cet ordre d'idées, toutes les tumeurs, les abcès, les fractures, les scléroses, les dégénérescences, les nécrobioses, les foyers hémorragiques, les psoro-spermoses crétacées et purulentes, les avaries par les influences atmosphériques, certains parasites, courte énumération que la pratique et le jugement sont à même d'augmenter considérablement.

On ne peut donc limiter ces saisies locales. Il faut quand même s'en rapporter au tact et au savoir de celui qui a mission d'inspecter les viandes de boucherie.

CHAPITRE VIII

EXTRÊME JEUNESSE

Sommaire. — Veaux, agneaux, chevreaux, porcelets.

J'ai dit, au chapitre premier, que les lettres patentes de 1782, en vigueur à Paris, établissaient que le veau devait avoir l'âge de six semaines pour pouvoir entrer dans la consommation. J'ai même ajouté qu'il nous était très difficile, une fois l'animal dépouillé, de savoir s'il avait bien l'âge réglementaire et qu'on devait, pour rédiger l'exéat, s'appuyer sur certains signes relevant de l'expérience pure, mais insuffisants pour déterminer l'âge réel des animaux. Je ne reviendrai pas sur ces caractères ; je dirai simplement qu'une réglementation nouvelle aura beau établir que les veaux de boucherie pourront désormais être sacrifiés dès l'âge de vingt et un jours, limite déjà admise par beaucoup de municipalités de France et de l'étranger, elle ne nous donnera pas pour cela les moyens d'assurer notre diagnostic (1).

Les difficultés, malgré cette réglementation tant désirée, resteront les mêmes et nous serons toujours contraints de recourir à l'examen des reins, de la graisse, des muscles, des surfaces articulaires, des adhérences épiphysaires, du cordon ombilical, de la moelle osseuse pour nous faire une idée vague de jeunesse et consentir à un refus sans détermination d'âge.

En France, la consommation de la viande de veau joue un rôle très important parmi les populations des villes. Nos éleveurs excellent en effet à produire cette chair de luxe. A leur disposition se trouve actuellement plus d'un million de sujets âgés de moins de six mois, qu'ils nourrissent ordinairement avec de grandes précautions dans le but d'en faire des animaux

(1) Les veaux sont sacrifiés à : *Quatorze jours* : électorat de Hesse Cassel, 1832 ; Royaume de Saxe, 1860 ; Grand duché de Bade, 1878 ; Grand duché de Hesse, 1880 ; Canton de Zurich, 1882. — *Seize jours* : Canton de Neuchâtel, 1850. — *Dix-huit jours* : Canton de Lucerne, 1889. — *Vingt jours* : Canton de Fribourg, 1892 ; Haute-Alsace, 1884 ; Basse-Alsace, 1889. — *Trois semaines* : Autriche, ordonnance ministérielle du 25 juin 1882. — *Quatre semaines* : Wurtemberg, 1879 ; Moravie, 1775. En France, on trouve un âge minimum moins bas. — *Quarante jours* : Nice, 1869 ; Saint-Quentin, 1889. — *Six semaines* : Paris, 1879 ; Arras, 1884. — *Cinquante jours* : Nancy, 1884 ; Oran, 1886. — *Soixante jours* : Marseille et Draguignan, 1879.

de plus en plus parfaits au point de vue de la boucherie.

A l'étranger, on s'étonne encore aujourd'hui de cette prédilection marquée pour la viande de veau; aussi nos voisins répètent-ils que nous mangeons notre blé en herbe et que cette chair dont nombreuses familles, des malades même, font exclusivement leur nourriture, est sèche et sans goût.

Les grandes puissances européennes font peu usage de veau dans l'alimentation. A peine voit-on quelques types dans les principaux centres et encore sont-ils trop âgés, mal nourris, à chair foncée en couleur et passablement mauvais.

En France, les veaux pèsent en moyenne de 60 à 65 kilogrammes. Ceux de la Charente atteignent le poids de 70 à 80 kilogrammes, ceux du Berry, 60 kilogrammes, de la Touraine 65 kilogrammes, de la Normandie 85 à 95 kilogrammes, de la Bretagne 12 à 30 kilogrammes, de la Champagne 60 à 75 kilogrammes, de Seine-et-Marne 70 kilogrammes. Dans le midi, à Toulouse, Bordeaux, les veaux sont également de gros poids.

Le bon veau de boucherie — on en fait maintenant un peu partout — doit ordinairement peser de 60 à 75 kilogrammes. Au-dessus de ce poids, le sujet est déclassé pour l'étal à Paris, il va échouer sur les marchés ou dans les restaurants.

Dans tous les pays — le fait est connu maintenant — on peut faire de bons veaux avec une nourriture appropriée. Mais ce n'est pas le lieu de prendre en considération l'élevage du veau, notre rôle est sanitaire et nous devons laisser à d'autres plus compétents le soin d'étudier la production du veau de boucherie.

En définitive, il nous appartient de savoir qu'on fait en France des veaux de diverses qualités et de poids différents pour les sacrifier, selon les habitudes locales, soit dès la première jeunesse, soit lorsqu'ils ont acquis plus d'âge et une chair plus ou moins pâle.

Pouvons-nous changer cet état de choses? Je ne le crois pas.

Il en est de même de la consommation des agneaux, des chevreaux et des porcelets qu'on n'ose réglementer, car cette jeune viande est très recherchée à certaines époques. On est donc, ici, également obligé de s'en rapporter aux habitudes locales, au goût des gens. C'est ainsi que nous voyons vendre des lards rances et des quartiers de chèvre boucanée à l'usage des gens du midi.

Depuis que la peau de chevreau sert à l'industrie de la ganterie, on met en vente, sur le marché de Paris, tous les ans, pendant les mois de mars et d'avril, plus de 100 000 carcasses de jeunes biquets de cinq à vingt et un jours. Cette viande n'est pas mauvaise. Consommée rôtie ou en ragoût avec des légumes nouveaux, elle est prisée dans toutes les classes de la société, et le conseil d'hygiène et de salubrité du département de la Seine, lui-même, a recommandé l'indulgence à son égard.

L'agneau est sacrifié ordinairement à un âge plus avancé, néanmoins depuis quelques années, on en voit plusieurs n'ayant que huit à dix jours, à cause d'un commerce nouveau, l'astrakan français. Quant aux porcelets, la coutume est d'en manger quelques-uns aux approches de certaines fêtes, sans se soucier de leur grande jeunesse.

Pour opérer la saisie de ces jeunes sujets, chevreaux, agneaux, porcs de lait, il faut que la maigreur soit extrême, que le peu de graisse entourant les reins ait pris la teinte feuille morte, enfin que l'ensemble de la carcasse dénote un état de mal-venue évidente.

Il faut savoir qu'en cette situation les viandes sont molles, gluantes, gélatineuses, insipides et presque répugnantes. Dépourvues de valeur alimentaire, elles sont laxatives et se putréfient rapidement.

CHAPITRE IX

VIANDE DE MAIGREUR EXTRÊME

Sommaire. — Utilisation des viandes maigres. — Freibanck. — Critérium de la maigreur extrême. — Division des viandes maigres : 1° Maigreur physiologique; 2° Atrophie musculaire simple ou atrophie musculaire sénile; 3° Atrophie cachectique, hydroémie, anémie, hématurie; 4° Maigreur extrême, étisie, autophagie.

C'est là que gît la difficulté. Ceux qui n'ont pas encore une grande connaissance des viandes de boucherie feront bien de fréquenter pendant un certain temps les abattoirs ou les halles d'un grand centre afin de se faire la main, comme le dit si justement E. Pion. Tout ce que je pourrai dire ne prévaudra certainement pas contre quelques semaines de bonne pratique. Je vais néanmoins essayer d'apporter quelque clarté dans la classification et la description des viandes maigres.

Bien des idées ont été échangées par les professeurs de nos écoles au sujet des viandes d'extrême maigreur. Plusieurs ont été jusqu'à déclarer qu'on devait les laisser entrer dans l'alimentation. En Allemagne, dans certaines villes seulement, il y a des boucheries spéciales, les freibank, où les viandes maigres et même celles peu malades sont vendues, une fois cuites, avec une étiquette spéciale et à un moindre prix.

En France, je ne crois pas qu'il soit possible de créer de pareilles boucheries, quand on voit l'Hippophagie avoir tant de peine à s'implanter dans les villes. Tout au plus pourrait-on réserver ces viandes pour la nourriture des chiens de meute, des carnassiers des musées d'histoire naturelle, pour l'élevage des cochons, mais il ne faut nullement songer à les offrir à la classe besogneuse, sous peine de voir l'opinion publique blâmer énergiquement une pareille tentative.

La saisie des viandes maigres dans les grandes villes est, on le voit, une grosse question, c'est pourquoi j'ai essayé d'établir une ligne de conduite basée sur la pathologie et la physiologie. Dans cette classification des viandes maigres que je donne ici, j'ai fait figurer à dessein les viandes cachectiques, hydroémiques, dont la moelle des os reste ordinairement ferme malgré une abondante infiltration séreuse intermusculaire.

Le critérium de la moelle osseuse n'est donc pas infaillible; la moelle fluide ne caractérise, à mon sens, que l'usure extrême, l'autophagie en un mot. On sait, en effet, que l'animal, avant de mourir de faim, mange toutes ses réserves : la graisse du coussinet de l'œil et de l'articulation fémoro-tibio-rotulienne, enfin la moelle des os.

Il existe encore d'autres états qui, s'ils n'ont pas pour base la fluidité de la moelle osseuse, sont tout aussi mauvais : telle est la maigreur avec état cachectique et graisse interne diffluente.

Division des viandes maigres.

I. Maigreur physiologique. — Tout le monde comprend ce mot. Il y a des animaux non engraissés, maigres, comme on dit, et qu'on achète aux fins d'utilisation de pâturages et d'aliments divers, etc. Si, pour certaines raisons, on vient aussitôt à les conduire à l'abattoir, ils seront considérés comme sujets bien portants mais maigres et donnant un rendement faible en viande et en suif. Une fois sacrifiés, on pourra facilement se rendre compte que les muscles ont un volume presque normal, et que la graisse est absente. Dans cet état, la viande sera certainement dépréciée tout en demeurant bonne, alibile et saine. Tels sont les jeunes sujets, les travailleurs et les femelles laitières.

II. Atrophie musculaire simple ou atrophie musculaire sénile. — Le tissu conjonctif intermusculaire va se raréfiant dans la vieillesse ou chez les animaux qui travaillent longtemps. La graisse, ici, est encore présente ; elle n'est pas abondante et le peu qui existe s'accumule de préférence dans l'abdomen. Ainsi fait la chèvre dont l'émaciation musculaire est notoire et qui, cependant, a toujours autour des reins une graisse assez abondante et ferme.

On sacrifie, tous les jours, dans nos abattoirs, des vaches usées dont les cuisses, les épaules et les lombes accusent une émaciation avancée et qui possèdent encore une certaine quantité de graisse intérieure. Assurément la viande fournie par ces animaux, est sèche, dure, d'autant plus dure que l'animal est plus âgé, mais elle n'est pas insalubre et nous devons la laisser entrer sans hésitation dans la consommation, car si elle constitue de mauvais rôtis, elle fait encore un bon pot-au-feu.

D'après Baillet, de Bordeaux, la proportion d'eau existant dans une viande maigre est de 76 à 77 p. 100, alors que dans la viande grasse elle varie de 50 à 73 p. 100 seulement.

Dans la viande d'un animal gras, le consommateur trouve environ 40 p. 100 en plus de substance animale sèche que dans la viande non engraissée et la différence peut même s'élever jusqu'à 60 p. 100 si les animaux sont très gras.

III. Atrophie cachectique. — hydroémie. — hydropisie. — anémie. — hématurie. — hémoglobinémie. — Nous sommes ici en plein domaine pathologique, aussi allons-nous analyser des états justiciables de l'inspection.

A. *Cachexie aqueuse.* — On appelait autrefois la cachexie aqueuse du mouton « pourriture » caractérisant ainsi l'état d'amaigrissement, de faiblesse, d'anémie ou d'hydropisie dans lequel se trouvait l'animal.

Dans la cachexie aqueuse, de même que dans l'entéké du mouton, une des septicémies hémorragiques de Lignières, le tissu conjonctif intermusculaire est infiltré, gélatineux ; les muscles émaciés, flasques, décolorés ; la carcasse mouillée, froide au toucher ; la graisse des reins complètement fluide. L'économie, pour nous résumer, sue l'eau de toute part.

Les poumons sont envahis d'une manière presque constante par des foyers de bronchite et de pneumonie vermineuses. Le foie sclérosé a les canaux biliaires farcis de douves. A ce degré on saisit toujours.

B. *Hydroémie.* — *Hydropisie.* — Que ces états soient essentiels ou mécaniques, comme dans les maladies du cœur, du poumon, des reins, du foie, ils se manifestent également sur le bœuf par la pâleur et la flaccidité des muscles, l'absence en un mot de rigidité cadavérique. Le tissu conjonctif sous-cutané, ainsi que l'intermusculaire, est infiltré de sérosité, notamment au membre et au poitrail. Il y a toujours émaciation. La saisie est de règle.

C. *Hématurie.* — *Hémoglobinémie.* — On retire de la consommation des viandes pour le motif d'anémie profonde provoquée par l'hématurie. Le mot du commerce, pour caractériser ces viandes, est le pissement de sang. On dit encore pisseuse de sang, car la vache est plus souvent atteinte de cette affection que le bœuf. Il nous faut pour prononcer la saisie que l'organisme soit touché profondément.

Ces viandes sont faciles à reconnaître : elles

frappent la vue par leur aspect extérieur blafard et leur graisse d'un blanc de cire, sans caractère onctueux.

Les os, surtout les spongieux comme le sacrum, offrent à la section une teinte de vieil ivoire assez caractéristique. La moelle osseuse est sèche.

Dans les plans musculaires de la cuisse, sous les psoas, il y a des infiltrations gélatiniformes rougeâtres. Les séreuses sont ternes, un peu violacées sur la portion charnue du diaphragme.

Les muscles sont souvent plus foncés que de coutume, cependant que le sang est pâle, lavé, tachant à peine les doigts. Les reins sont de teinte blonde, jaune chamois dans leur partie corticale.

IV. Maigreur extrême. — Etisie. — Autophagie. — Nous assistons maintenant à la destruction des tissus, dont la substance sert, un certain temps, à l'entretien de la vie, pendant l'inanition accidentelle, expérimentale ou morbide, ainsi que le prouve la diminution progressive du poids de l'animal.

On dit vulgairement de ces animaux usés qu'ils n'ont pas la moelle, c'est-à-dire que la moelle osseuse, au lieu d'être ferme et blanche, a pris la consistance de la vaseline, en même temps qu'elle est de teinte ambrée. Partout où la graisse est normalement présente, elle est remplacée par une gelée jaunâtre, quelquefois rougeâtre, semi-fluide. Les muscles émaciés sont encore foncés en couleur.

On saisit toujours, lorsqu'apparaît ce criterium, de la moelle osseuse fluide. Le commerce lui-même se range à cette manière de voir, sachant depuis longtemps apprécier ces viandes d'extrême maigreur. Il y a, on le pense bien, des degrés de maigreur. C'est un type que j'ai décrit, ici. Les intermédiaires entre les états extrêmes sont nombreux. C'est au vétérinaire à se prononcer après examen minutieux de toute la viande.

Ces considérations générales sur les viandes maigres s'appliquent à toutes les espèces de boucherie. Elles devraient viser également les poulets et les lapins dont la consommation augmente chaque jour. Les lapins que je vois vendre autour de moi, sont en général très maigres; quelques-uns ont encore un filet de graisse autour des rognons, mais la plupart sont d'une maigreur hyperbolique. Si toutes les personnes qui aiment cette chair faisaient comme moi, elles ne choisiraient pour leur cuisine que des lapins suffisamment engraissés, dont les reins seraient enveloppés de graisse blanche, ferme et assez abondante. En agissant ainsi, elles ne s'exposeraient pas à manger des viandes flasques et sans saveur, cependant qu'elles contraindraient les éleveurs à augmenter la qualité de leurs produits.

CHAPITRE X

DES ODEURS DES VIANDES DANS L'ÉTAT DE MALADIE

SOMMAIRE. — Odeur de fièvre. — Odeur ammoniacale, urineuse, de beurre rance, odeur lactée, éthérée, chloroformée, odeur d'acide phénique. alliacée, de petit lait, etc.

Dans l'état de maladie, les viandes de boucherie dégagent une odeur spéciale appelée odeur de fièvre, que tout le monde connaît et qui ressemble à l'haleine des fébricitants (1).

C'est principalement dans les accidents de parturition, la péritonite, la fièvre vitulaire, le charbon, les indigestions graves et, en général, dans toutes les maladies aiguës, que l'odeur de fièvre est très accusée (2).

Bien souvent l'odeur est ammoniacale, urineuse. Les nombreuses maladies des voies urinaires, la néphrite parenchymateuse, l'hydro-

(1) Villain, *La viande malade*, chap. II.

(2) Bissauge, *Des odeurs dans le diagnostic clinique en médecine vétérinaire*.

néphrose, très commune chez le porc, la cystite calculeuse, en général toutes les maladies qui s'opposent au cours normal de l'urine et occasionnent un empoisonnement général, entraînent la saisie dans tous les cas.

S'il y a rupture de la vessie, l'urine se répand dans la cavité abdominale et communique bientôt, par imbibition, son odeur à la viande.

Dans le charbon symptomatique, dans la septicémie, l'odeur est quelquefois infecte, comparable à celle du beurre rance (1).

M. Morot, de Troyes, a constaté l'odeur de lait sur les viandes de vaches sacrifiées dans un état avancé de gestation, voire même à la dernière quinzaine précédant le terme. Tous les muscles présentaient au même degré cette odeur ; grillée, la viande la décelait encore.

On sait que les vaches sacrifiées dans nos abattoirs sont souvent en état de gestation ; on n'ignore pas en effet, que, pour calmer l'instinct génésique et faciliter l'engraissement, on conduit la femelle au taureau, d'où cette grande quantité de veaux mort-nés trouvés, chaque jour, lors de nos visites dans les abattoirs.

Malgré le grand champ d'observations qui

(1) Nocard et Moulé, *Les viandes à odeur de beurre rance.*

nous est offert, nous n'avons rencontré qu'à de rares intervalles cette odeur lactée ; mais nous devons dire que les bouchers ont soin, aussitôt la bête assommée, d'inciser l'extrémité de chaque troyon, de manière à faire sortir le lait dans l'action du soufflage. On fait plus, on enlève les mamelles avant l'*habillage*, par crainte de pénétration de lait par imbibition et, partant, d'*odeur lactée* répandue dans la viande.

Indépendammeut de ces émanations, les viandes provenant de sujets plus ou moins malades peuvent dégager des odeurs médicamenteuses, difficiles quelquefois à définir. Souvent c'est l'éther qui est senti. Ce médicament, dont l'administration est un peu délaissée dans la médecine des bovidés, laisse plus de traces dans la viande cuite que dans la viande crue.

L'odeur de chloroforme a été perçue plusieurs fois dans les viandes saisies aux Halles ; nous ne savons si c'est le médicament qui transmet ici son odeur, car les enfants atteints de pneumonie, avec température élevée, ont souvent une odeur chloroformée de l'haleine.

Il semble donc que l'odeur de chloroforme puisse dépendre de la fièvre, à moins, toutefois, qu'elle ne soit le résultat de l'administration du chloral qui, au contact du sang, se dédouble en chloroforme et en formiate de soude.

Nous nous rappelons qu'à l'époque où la désinfection des wagons du marché aux bestiaux de la Villette était encore dans l'enfance, plusieurs bœufs et cochons burent, dans des baquets, une eau phéniquée préparée dans le but de nettoyer le matériel à réexpédier. Ces animaux vendus vivants au marché ne purent être livrés à la consommation, la viande ayant pris l'odeur d'acide phénique. La compagnie du chemin de fer de Ceinture fut alors obligée de rembourser le prix des animaux.

L'odeur d'ail a été perçue bon nombre de fois sur nos viandes de boucherie; nous en avons relaté plusieurs cas dans nos Rapports; de son côté, M. Morot a démontré, par des expériences personnelles, que l'alimentation avec l'ail sauvage était susceptible de donner cette odeur. Sur la demande des intéressés, nous avons saisi plusieurs fois des viandes à odeur d'ail qu'on nous rapportait après cuisson et qu'il était impossible de manger.

M. Hartenstein a signalé que la viande des porcs monorchides ou cryptorchides exhale, avant et après cuisson, une odeur infecte, analogue, quoique bien plus forte, à celle qui se dégage des pieds de certaines personnes.

Dans certaines parties de l'Espagne, on appelle *cerdos assuerados* les porcs engraissés dans les laiteries et les fromageries avec du petit lait et des résidus de lait. Leur viande est de mauvaise qualité et indigeste ; elle est d'une saveur dégoûtante et fort désagreable, rappelant celle du suif. Cuite, elle répand une odeur de lait aigre ou semblable à celle qui s'exhale d'une laiterie malpropre et mal tenue. Mise au sel, elle rend beaucoup de saumure et garde sa mauvaise odeur.

M. Morcillo Olalla, l'auteur de cette observation, demande qu'on prohibe absolument la viande de porc *assuerados* (1).

En France, il n'en est pas de même ; nous savons tous que les porcs nourris avec du petit lait engraissent très vite en donnant une viande de bonne qualité. La trop grande chaleur qui règne en Espagne ne serait-elle pas la cause de cette altération ? En fermentant outre mesure, le petit lait devient peut-être un aliment nuisible.

Raynaud, vétérinaire à Gaillac, rapporte deux faits qu'il a observés et qui concernent des porcs nourris avec des tourteaux de noix rances. Dans

(1) *Morcillo Ollala del veterinario inspector de carnes à Jativa.* — De la mauvaise qualité de la viande des porcs nourris de petit lait.

le premier cas, les chairs ne répandaient aucune odeur. A l'état cru et cuit, elles avaient un goût amer, répugnant, rappelant celui de la vieille noix. Le second vise une truie : « Les personnes présentes au pétrissage du mélange de sang et de viande destiné à la confection du boudin déclarèrent que cette manipulation provoquait le dégagement d'une odeur nauséabonde et repoussante, rappelant avec exagération les caractères des huiles rances; elles ont mangé du sang cuit à la poële, mais elles ont éprouvé un tel dégoût qu'elles ont fini leur repas sans toucher à un autre plat » (1).

Salaisons. — Pour terminer cette étude, il nous reste à dire un mot des salaisons rances, à odeur *de piqué* et manifestement corrompues.

Le lard rance n'est pas considéré comme mauvais ; beaucoup de personnes, principalement dans le Midi, font rancir leurs salaisons afin de leur donner plus de goût. Il n'en est pas de même de l'odeur *de piqué*, premier stade de la décomposition, qu'on a comparé, avec juste raison, à l'odeur de la vidange.

Le commerce sale et met à nouveau au fumoir les jambons qui commencent à s'altérer afin de

(1) *Revue vétérinaire de Toulouse*, novembre 1879.

les mettre en vente, en les faisant passer pour frais. Ces pièces ainsi traitées dégagent une forte odeur d'huile empyreumatique, de créosote.

Quant aux jambons et aux saucissons corrompus, il est toujours facile de reconnaître leur degré d'altération, au moyen d'une sonde en os ou en ivoire introduite profondément dans leur intérieur.

CHAPITRE XI

LA VIANDE DE TAUREAU ET DES FEMELLES DOMESTIQUES

SOMMAIRE. — Étude comparée des viandes de taureau, de vache, de brebis, de chèvre, de truie. — Dans quelles conditions doivent-elles entrer dans la consommation.

I. TAUREAU. — On ne veut plus actuellement manger de graisse. A table, c'est un fait connu, tout le monde élague du morceau de viande les petites parcelles de graisse y attenant. Dans les pensionnats, lycées et collèges, dans les restaurants populaires, dans l'armée, dans les hôpitaux et hospices, on refuse systématiquement le gras. C'est pour cette raison que la viande de taureau, autrefois presque inconnue des grands centres, brille d'un tel éclat dans les étaux de quartiers populeux (1).

(1) Villain, *Presse médicale* du 3 septembre 1896. — La basse viande. — Étude comparative de la viande de troupe, des lycées, des collèges, des pensionnats, des hospices, des prisons, des restaurants populaires.

Avec cette viande on peut faire de belles portions sans beaucoup de graisse, contenter en un mot le client.

Le taureau n'est plus ce qu'il était autrefois et, sans réhabiliter complètement son sexe, je dois reconnaître, que, n'étant plus employé comme reproducteur jusqu'à un âge fort avancé, il est sacrifié de meilleure heure, cependant qu'il donne une chair moins ferme et plus sapide.

Sur le marché de la Villette, il y a quinze ans, on voyait à peine 50 taureaux par marché, aujourd'hui on en compte 500 têtes par semaine, chiffre important qui ne fera qu'augmenter si nous continuons à vouloir quand même de la chair musculaire seule.

Les lycées, les collèges, les pensionnats où des internes nombreux sont nourris, utilisent cette viande pour les raisons que je viens d'indiquer. Partout enfin où l'adjudication vient en aide à des maisons d'éducation ou à des restaurants populaires, l'intérêt est de fournir des viandes charnues, sans graisse, provenant de sujets de gros poids, de jeunes taureaux notamment.

Les muscles de taureau éprouvent une moins grande déperdition de poids à la cuisson et comme ils sont très épais, ils permettent de présenter des tranches volumineuses qui font bien sur l'assiette sinon sous la dent des pensionnaires.

Les taureaux vendus au marché de la Villette sont jeunes, la plupart bien engraissés. La viande qu'ils donnent est belle et bonne ; elle possède souvent une graisse de couverture déroutant quelquefois les fins connaisseurs. Le prix de vente de la viande de taureau engraissé est assez élevé. Il égale presque celui de la bonne viande de bœuf. Aussi, m'est-il permis de croire qu'il y a un réel avantage à produire cette viande.

II. Vache. — La viande de femelles domestiques a, de tout temps, été dépréciée dans l'alimentation. Une exception est faite cependant a l'égard des génisses, des vaches très jeunes, des truies chatrées dès le jeune âge et des brebis d'un an dont les chairs peuvent, dans un engraissement parfait, être classées dans la première qualité.

Certains cahiers, pour la fourniture de viande, inscrivent encore dans leurs clauses le refus de la brebis et de la vache.

Au concours des animaux gras, les femelles primées, bien que jeunes et engraissées supérieurement, sont achetées à des prix inférieurs et l'étiquette, ou plutôt la médaille relatant leur sexe et leur valeur, ne figure jamais à l'étalage du boucher acheteur.

On ne veut pas dire qu'on vend de la vache et le public, à son tour, n'aime pas savoir qu'il mange de la vache. Serait-ce le souvenir d'avoir vécu de privations, de misère, d'avoir, en un mot, connu la vache enragée ? Ne serait-ce pas plutôt parce que le mot rappelle l'idée d'un animal vieux, usé à l'extrême, de grande maigreur, que le mépris subsiste encore de nos jours et demeure fortement enraciné dans les masses même instruites? Nul ne sait. Toujours est-il qu'un boucher ne dit point, à Paris, qu'il achète et vend de la vache, pas plus que du taureau. Et cependant on mange beaucoup de vaches en France. Certaines contrées ne font usage que de cette viande. Dans la plupart des campagnes, dans les centres même d'élevage, c'est la viande de vache qui fait l'ornement de nos tables, le dimanche, à l'heure de la soupe.

Le bœuf, lui, est expédié, après un engraissement parfait, dans les grandes villes, pour la raison que les aliments de choix, les belles pièces, vont de préférence à la ville, à Paris, où on trouve toujours à les vendre un bon prix. Le producteur préfère garder devers lui les animaux de moindre valeur voulant ainsi prouver que le proverbe dit vrai quand il affirme que les cordonniers sont les plus mal chaussés.

C'est une opinion généralement répandue et adoptée que la viande de vache est inférieure, comme qualité, à celle de bœuf. Si cette opinion a sa raison d'être, elle ne peut être acceptée sans certaines restrictions.

Les femelles que l'on conduit à l'abattoir sont de vieilles bêtes épuisées par l'âge, les gestations successives et la lactation. On ne se donne même pas la peine, et pour cause, de les engraisser, ce qui, dans une certaine mesure, diminuerait la mauvaise qualité de cette viande.

Toutes conditions étant égales d'ailleurs, la viande de vache, de génisse entendons-nous, est meilleure que celle de bœuf. C'est aujourd'hui un fait bien prouvé que, si nous établissons la comparaison entre deux animaux de même race, de même âge, d'égale précocité, elle sera toute à l'avantage de la femelle, dont la viande a le grain plus fin.

La réputation de mauvaise qualité que possède la viande de vache est donc injustifiée, ou tout au moins ne peut être acceptée que sous l'atténuation que nous venons d'indiquer.

Le marché de Paris reçoit beaucoup de vaches, le quart des introductions totales en bœuf.

Dans ce nombre, il y en a de jeunes, de bonnes, de grasses, voire d'excellentes ; mais on en trouve également un grand nombre de médiocres, de maigres et surtout de vieilles passablement usées. Beaucoup de ces dernières retournent en province, vers le Nord et l'Est, où elles sont livrées à la consommation.

La plupart des vaches sacrifiées aux abattoirs de Paris sont pleines, sauf celles des nourrisseurs de la Seine et des départements limitrophes. On conduit, en effet, au taureau, celles destinées à la boucherie dans le but de calmer les chaleurs et de favoriser l'engraissement. Le nombre des fœtus trouvés dans les échaudoirs est, de ce fait, considérable, aussi un trafic existe-t-il au sujet de la dépouille des mort-nés.

M. Flocart, de Genève, qui a châtré des milliers de vaches avec une très grande réussite, prétend qu'après l'opération l'allaitement est prolongé comme durée, le lait plus beurré et la chair meilleure et plus abondante.

M. Lermat, de Montrouge, qui châtre les vaches des nourrisseurs, propage aussi cette idée.

MM. Sanson et Moussu préfèrent, à cause des risques de l'opération, user de l'ancienne méthode qui consiste à faire présenter au taureau les vaches destinées à l'engraissement.

Quant à moi, je n'ai pu encore me faire une opinion sur les résultats de la castration des vaches en tant que bêtes de boucherie ; j'attends, pour me prononcer, de pouvoir juger *de visu* la viande des vaches ainsi opérées.

Un règlement qui remonte à plus d'un siècle interdit le sacrifice de vaches pleines ou non, laitières ou autres, en état de porter et au-dessous de l'âge de huit ans (1).

Mais cette prohibition a été faite dans le but de ne pas nuire à la reproduction de l'espèce. Elle ne vise nullement l'insalubrité de la viande. Néanmoins, ce règlement ne peut être dédaigné. C'est le même, en effet, qui règle le sacrifice des veaux, et nous le suivons actuellement à Paris.

De nos jours plusieurs règlements d'abattoirs, en France et à l'étranger, interdisent, dans l'intérêt de la reproduction, l'abatage de vaches pleines de six mois (2).

(1) Lettres patentes du 1er juin 1782.

(2) Règlement de l'abattoir de Rive-de-Gier, art. 66. — Règlement de l'abattoir de Vienne (Isère), art. 31.

En Espagne, l'ordonnance royale du 15 octobre 1796 sur la police de la santé publique, interdit d'abattre les ovins avant l'âge de trois ans et les bovins avant celui de six ans, les brebis et les vaches en état de gestation.

Dans la principauté de Reuss, l'ordonnance du 10 septembre 1878, interdit d'abattre les femelles en état avancé de gestation (*Morot.* — Réglementation des motifs de saisie).

Oublions un instant ce vieux parchemin, qui faisait manger à nos pères de vieilles femelles usées et ceux plus récents qui sont, je crois, peu observés, et voyons s'il est utile de déterminer à quel moment précis de la gestation, la viande de vache peut être refusée de l'alimentation.

J'avoue que, jusqu'ici, je n'ai pas eu besoin de résoudre ce problème et, si certains ne me pressaient de donner une solution à la question posée, j'aurais toujours continué à faire comme par le passé, c'est-à-dire à recevoir à l'abattoir les vaches pleines au même titre que les autres.

Aujourd'hui, je pense encore qu'il n'y a pas lieu d'agir différemment et qu'aucune difficulté n'existe pour laisser entrer dans la consommation la viande des vaches sacrifiées à toutes les périodes de la gestation.

Je vais plus loin, et je reconnais que tous recommandent d'envoyer à la boucherie les vaches qui ne peuvent vêler, résultat de cas de dystocie ou celles dont les suites de la parturition ne vont pas à souhait. Et cependant la viande qu'elles fournissent à ce moment est loin d'être parfaite. Qui peut plus peut moins; c'est la logique. Aussi ne voulons-nous rien changer à cette manière de faire. Nous nous contenterons

5

simplement d'ordonner, à l'égard des accidents de parturition, la surveillance accoutumée.

III. Veau. — Le veau femelle est moins prisé que le mâle ; il a souvent moins belle couleur et plus de déchets à l'étal. Ces nuances sont à peine indiquées et portent peu atteinte aux prix d'achat ; elles ne sont appréciées que par les connaisseurs.

IV. Brebis. — La viande de brebis a de tout temps été dépréciée. Son prix de vente, sur pied comme à l'abattoir, est notablement inférieur à celui du mouton. Certaines administrations sont encore, de nos jours, inexorables au sujet de la livraison des brebis dans la fourniture par adjudication. Le refus en est ordonné par les clauses formelles du cahier des charges.

Effectivement la brebis est inférieure, non seulement en qualité, mais encore en prix au mouton. Agnelle, elle vaut le mouton, quelquefois même elle lui est supérieure ; mais, lorsqu'elle atteint trois et quatre ans, qu'elle a fait plusieurs portées, elle est vendue un moindre prix, 20 centimes par kilogr. de différence.

La brebis âgée a beaucoup de ventre, partant plus de basse viande que le mouton. Ses reins sont moins larges, moins épais. La noix de côtelette est plus mince et la chair en est plus sèche et moins savoureuse. Toutes ces défectuosités sont augmentées si encore la brebis est pleine au moment de son sacrifice.

Le bélier, qu'on voit à de rares intervalles aux abattoirs, donne une viande peu sapide et ferme. Dans certaines villes de France, à Montpellier, à Carcassonne, sa viande est saisie (1).

VI. Chèvre. — La chèvre, souvent émaciée bien qu'ayant beaucoup de graisse autour des rognons, est toujours préférée au bouc dont l'odeur est quelquefois forte et pénétrante. La viande de bouc est retirée de la consommation dans quelques villes du midi (2).

VI. Truie. — Pour le porc, on ne fait aucune différence entre la femelle et le mâle châtrés. Tous les deux sont achetés à égalité de prix, sans s'occuper aucunement du sexe; tous deux sont également bons, améliorés par la castration. Ce sont des animaux de boucherie dans l'acception du mot. Il n'est fait d'exception que pour la truie et le verrat qu'on a soin de con-

(1) Montpellier, règlement du 30 mars 1885, art. 19. — Carcassonne, règlement du 10 septembre 1888, art. 14.
(2) Montpellier, Carcassonne.

server jusqu'à un âge avancé dans le but de leur faire rendre la plus grande somme de produits. Lorsque, usés, on les dirige à l'abattoir, ces deux reproducteurs sont assez mauvais. Ils ont souvent un lard transformé, sclérosé. Leur viande est brune, dure et coriace, malodorante le plus souvent; elle est alors vendue à un prix inférieur sur les marchés où elle trouve assez facilement preneur (1).

Nous venons de voir, par ce rapide exposé, que la chair des vaches et des brebis est inférieure à celle des mâles châtrés de ces deux espèces. On ne peut, en effet, changer ici les rôles. Il faut laisser aux uns la reproduction de l'espèce et aux autres le soin de nous donner, par une préparation spéciale, de la bonne viande.

La chair du bœuf élevé en plein air, dans un bon pâturage, suivant la méthode généralement adoptée dans les régions d'élevage en France, est supérieure à celle des animaux maintenus en état de stabulation, à quelque race qu'ils appartiennent.

A ces données anciennes, qu'on répète constamment comme des clichés justes, il est bon

(1) A Marseille, les verrats, même châtrés, sont exclus de l'abattoir.

d'opposer les dires actuels des bouchers et des consommateurs qui veulent reconnaître comme bœuf supérieur en tout, le bœuf *limousin* nourri à l'étable, le type pur, à l'exclusion du *marchois* et du *dorachon*. Sa viande est la plus belle, la mieux persillée, la plus savoureuse et aussi la plus tendre ; elle prime toujours sur nos marchés. Celle du *normand* vient ensuite pour laquelle nous trouvons des épithètes choisies concernant sa couleur, sa saveur et son jus, et enfin le *nivernais* réputé pour sa parfaite conformation.

CHAPITRE XII

LES VIANDES CONGELÉES

Sommaire. — Les viandes congelées sont bonnes. — Inconvénients de leur longue exposition à l'air ambiant. — Comment doit-on manger ces viandes? — A quel moment faut-il les retirer de la consommation?

Il est de notoriété publique que les viandes de boucherie congelées se conservent presque indéfiniment pourvu qu'elles restent en l'état, dans une atmosphère où la température demeure constamment au-dessous de zéro, à—5°. Nul besoin de prendre en main la défense de ce procédé de conservation qui a fait ses preuves. Tout au plus, rappellerai-je le rapport que M. Freycinet, alors ministre de la guerre, fit, en 1891, au Président de la République : « Il est acquis, aujourd'hui, que la viande congelée

(1) Il a été introduit en France, en 1895, environ 116 500 moutons congelés de provenance étrangère et 4 500 quartiers de bœuf également congelés. Sur ce nombre, 40 000 moutons et 600 quartiers de bœuf ont été vendus à Paris.

à une basse température peut, même après une conservation de longue durée, être substituée à la viande fraîche débitée ; qu'en cet état elle a toutes les propriétés de la viande ordinaire, qu'il n'y a à redouter ni avaries, ni difficultés de service, ni répugnances chez le consommateur.

« Il est démontré, en outre, que des distributions de cette viande peuvent se faire, même sans précautions, à des distances du magasin frigorifique répondant à des durées de transport de deux jours à deux jours et demi, par les plus grandes chaleurs. »

Ces conclusions magistrales donnent un blanc seing à l'usage de ces viandes, non seulement dans l'armée, mais encore pour le public des grandes villes. Prises à la suite d'une étude de M. Berthelot sur la question, elles nous dispensent de tout commentaire. Les viandes congelées sont bonnes. C'est un fait certain et universellement reconnu.

En Angleterre, on en fait un constant usage. En France, on a peine à accepter ce procédé de conservation. On place bien dans des glacières de famille, dans des armoires, dans des *timbres*, c'est le mot usité, des pièces de viande, des gibiers, des volailles et des poissons qu'on veut conserver. Là, ces aliments divers ne gèlent pas, ils sont simplement refroidis dans une atmosphère de + 2° environ, attendant d'en sortir pour le transport direct à la cuisine. Mais beaucoup se gardent encore de faire étalage avec les viandes congelées, surtout à l'époque des temps chauds.

Chez nous, le commerce, quel qu'il soit, se fait à la porte, sur le trottoir, car on veut voir, toucher, palper avant d'acheter. Cette coutume, lancée par le bazar et adoptée par les grands magasins, comme moyen énorme de réclame, a pénétré jusque chez le marchand de comestibles, le restaurateur, le charcutier, le boucher. Ce dernier, s'il veut achalander sa maison convenablement, frapper l'œil du passant, doit avoir des viandes fraîches à sa disposition, viandes belles, d'étalage, qu'on ne débite souvent pas dans l'étal et qui sont expédiées, une fois l'effet produit, à la criée des halles. On comprend que dans ces conditions, la viande congelée ne puisse être exposée en vente à la porte des boucheries. Toujours terne, elle ferait triste mine à côté de la viande fraîche provenant des abattoirs ; elle doit rester dans la glacière et n'en sortir que pour le débit rapide.

Dans les marchés de quartier si nombreux à Paris et où la ménagère aime aller comme à la promenade, car elle se sent dans la rue, libre, indépendante, regardant et touchant tout avant d'acheter, discutant longuement et jugeant les avantages qu'on lui offre de part et d'autre, dans ces marchés, dis-je, où l'on a tout sous la main, on ne peut encore exposer en vente la viande congelée sans la voir aussitôt fondre comme un glaçon, se vider, perdre tout son jus et devenir enfin humide, d'un aspect sale et terreux à la surface.

Je ferai observer que les viandes fraîches vendues sur les marchés de Paris et de la banlieue n'ont jamais une aussi bonne apparence que celle des étaux de boucherie; elles viennent souvent de loin, subissent directement les influences atmosphériques; elles sont quelquefois couvertes de poussières, hâlées et d'un aspect noir sur la coupe, à l'époque des temps chauds. Les transports successifs en voiture, les manipulations nombreuses font, en outre, qu'un observateur peu exercé pourrait croire ces viandes foraines mauvaises; il n'en est rien. On remarquera aussi que la qualité des viandes de certains marchés est inférieure à celles des étaux des mêmes localités, par la raison que ce sont les petites bourses qui vont au marché chercher cette denrée.

Si les viandes des abattoirs subissent cette dépréciation sur nos marchés, quelle ne sera pas celle des chairs congelées lorsque, fondues, elles auront séjourné longtemps sur la table de vente.

Dans les autres pays qui font usage de viandes congelées, comme en Angleterre, aucun étalage n'existe. On vient chercher des pièces de viande, de véritables morceaux de poids, qu'on prend directement en la chambre froide pour les transporter à domicile, et encore ces opérations n'ont lieu qu'à certaines heures. Ainsi traitées, nul doute que ces viandes n'aient un certain succès et qu'elles ne fassent bonne figure sur la table.

A Paris, le mouton congelé est principalement acheté par les restaurateurs et les maisons qui font les repas de corps. L'armée en consomme un peu.

J'ai mangé bien des fois un gigot de mouton congelé. L'ayant acheté, le matin, sous l'aspect d'un véritable bloc de glace, je le plaçais, accroché le manche en bas, dans la cuisine, et j'attendais ainsi le dégel complet, 7 à 8 heures. Ce temps écoulé, il était facile de voir qu'aucune goutte de jus n'était tombée à terre. A ce moment on le faisait cuire. Chaque fois que j'ai opéré ainsi, j'ai obtenu un gigot excellent, saignant sous le couteau plus qu'aucun autre, tendre à manger, mais manquant légèrement de saveur. C'est avec de pareilles précautions qu'on est en droit d'affirmer que les viandes congelées sont bonnes et peuvent rendre des services aux populations des villes et à l'armée. Mais en est-il ainsi dans la pratique journalière? Hélas non, depuis surtout qu'on a tenté l'importation du bœuf congelé de l'Amérique du Sud et de l'Australie.

Avec le mouton coupé en quatre, comme l'exige la loi douanière de 1892, on a des viandes dont la faible épaisseur permet un dégel rapide des surfaces presque en même temps que des parties profondes. L'inconvénient qu'apporte ce nouvel état est donc ici peu sensible. Le bœuf, traité de la même façon, offre plus de résistance au dégel ; il se ramollit lentement en présentant des teintes sales, désavantage sérieux que tous les industriels ont essayé de supprimer, mais toujours sans succès.

Le mouton se débite rapidement en morceaux faciles à vendre et sans trop de déchet. Quant au bœuf, il faut le diviser, le morceler à l'infini pour arriver à en faire des parties destinées au pot-au-feu et d'autres au rôtissage. Ces diverses opérations ne laissent pas de flétrir la viande et d'exposer toutes ces surfaces de coupe aux influences atmosphériques. Aussi, lorsqu'on voit des quartiers de bœuf entièrement congelés et d'un bel aspect au moment de leur sortie des chambres froides, la surprise est grande de les trouver ensuite, une fois dégelés et débités en morceaux, avec des couleurs peu agréables, peu appétissantes. Il n'en est pas de même du mouton dont les *carrés de côtelettes* bien dégelés ont pu quelquefois tromper certains connaisseurs.

Ici j'ouvre une parenthèse pour déclarer qu'à l'époque des temps froids, au moment où la température est voisine de 0°, toutes les viandes fraîches de boucherie prennent une teinte d'un rouge vif faisant très bel effet. Le froid vient-il à augmenter, les surfaces de coupe deviennent alors plus foncées, plus brunes, et l'on voit de petits glaçons dans les intestins musculaires. En général, on peut dire que la couleur de la viande influe notablement sur sa qualité. Elle tient à l'âge, au sexe, à la race et au mode d'engraissement, facteurs que nous n'avons pas à examiner ici.

Sur le bœuf, l'incision faite dans le muscle de l'animal fraîchement abattu donne une coloration d'un rouge violacé ; après raffermissement des chairs, la coloration, d'un rouge brun, passe, en très peu de temps, au rouge vif. Cette belle couleur se ternit ensuite peu à peu pour devenir finalement d'un brun foncé, souvent même très noire sur la coupe. Les bouchers savent tirer partie de cette sorte d'oxydation de la viande, en coupant, quelques instants à l'avance, les pièces servant à faire étalage ou les morceaux qu'on porte à domicile. Je ferme la parenthèse.

La viande que l'on examine dans la chambre de dépôt, c'est-à-dire la congélation opérée, présente l'aspect de la viande fraîche. Les muscles et la graisse ont à peu de chose près leur couleur normale, peut-être la chair est-elle un peu plus sombre.

A la coupe, lorsque la viande est conservée depuis plusieurs mois, on s'aperçoit que la surface extérieure des muscles est plus foncée que la surface de coupe, que celle-ci à une teinte d'un rose très pâle, avec reflets blanchâtres; le marbré ou le persillé, quand il existe, se dessine nettement au milieu de la substance musculaire dont les fibres apparaissent bien distinctes. La couleur de la graisse varie du blanc mat au jaune plus ou moins safrané (1).

Mais pour un œil qui ne serait pas très exercé,

(1) Marchal, *Des viandes de boucherie conservées par le froid*, Paris, 1895.

l'apparence générale ne suffirait certainement pas à faire distinguer, si on ne pratiquait pas une coupe, une viande fraîche d'une viande congelée.

Au toucher, la viande est dure et donne la sensation absolue d'un bloc de glace. A la percussion elle sonne comme une masse de bois. Pour la diviser il est nécessaire d'employer la scie.

Tant que persiste la congélation on ne perçoit aucune odeur particulière. Même l'odeur de viande fait à peu près défaut dans les chambres de dépôt.

A l'examen miscroscopique fait par M. Letulle dans la chambre froide elle-même, l'observateur a obtenu les résultats suivants : les fibres musculaires, sur les coupes montées dans la glycérine, apparaissent normales ; leur double striation est bien visible. Leurs dimensions varient entre 36 μ. et 50 μ.. Les cellules adipeuses ont une forme polygonale très accentuée. Le reste du tissu musculaire ne montre aucune altération (1).

Quelques heures après la sortie des chambres de congélation, alors que la température est un peu élevée, la surface de tout le quartier de bœuf

(1) A. Gautier, *Les viandes alimentaires fraiches et congelées*, Paris, 1897.

est d'un blanc lavé, comme saupoudrée d'amidon ou, mieux, barbouillée d'eau savonneuse. Cette couleur est fugitive : elle fait bientôt place à d'autres teintes plus tenaces. La graisse devient, au bout de trois à quatre jours, d'un jaune terne, comparable au vieux oing ; quelquefois elle est plus modifiée encore et prend des tons d'un jaune ocre et même verdâtre par endroits, sans toutefois répandre aucune mauvaise odeur. On dirait, fait important à noter, que ces viandes sont rendues imputrescibles, la basse température où elles ont été plongées ayant détruit les germes fermentescibles. La couleur intérieure de certains muscles est d'une teinte foncée, lie de vin, brune, chocolatée par place ; elle change notablement après une incision profonde et passe au rouge vermeil, rappelant, pour ainsi dire, la vie à laquelle ne semblent plus prendre part les surfaces de coupe si profondément modifiées.

Pendant qu'on assiste à ces transformations successives de la viande au contact de l'air sec, pendant qu'on voit le jus couler à terre, la graisse se ternir et présenter l'aspect du gras de cadavre, l'odorat le plus fin ne perçoit, je le répète, aucune mauvaise odeur (1).

(1) M. Lagarde, membre du conseil d'Hygiène du Havre, examina, en 1878, combien de temps un mouton sorti des

Si on attend davantage encore et que le froid humide intervienne, la viande sera poisseuse extérieurement et répandra bientôt l'odeur si connue de *relent* (1). Elle se couvrira même de fines moisissures de couleurs diverses, noires, jaunes, vertes ou grises (*Aspergillus*, *Pernicil-*

chambres froides pouvait se conserver intact à l'air libre. Placé, le 10 mai, dans un caveau où l'expérience avait lieu, le mouton était, paraît-il, en décomposition le 14 du même mois ; un deuxième essai, commencé le 18 mai, apporta, comme conclusion, que le mouton était moisi, le 22 mai suivant.

M. Morot déclare, dans l'*Agriculture moderne* du 1er mars 1896, qu'emmagasinée dans un local soumis à une température de — 0° à — 1°, la viande congelée est susceptible de se conserver presque indéfiniment. Sortie de cette chambre froide, elle peut, sans se dégeler, rester exposée à la température ambiante un certain temps, vingt-quatre ou trente-six heures, dit M. Cellier, ce qui nous paraît excessif dans certains cas ; sous peine de rapide décomposition, elle doit être employée encore solidifiée. Mais une prompte utilisation n'a pas toujours lieu dans la pratique, surtout pour les expéditions de Paris dans les départements.

Des expériences que j'ai faites maintes fois aux Halles de Paris ou sur les marchés, il appert que les viandes congelées ne peuvent être exposées à l'air d'une manière continue plus de deux jours, surtout quand la température est élevée.

Elles ne peuvent se conserver indéfiniment que maintenues dans une température de — 5° à — 6°.

(1) M. Maréchal, dans un livre récent portant le titre : *Des viandes de boucherie conservées par le froid*, recommande d'une manière formelle de ne pas transporter les viandes d'un froid intense à une température relativement élevée ; il déclare qu'il faut d'abord les exposer dans un courant d'air sec et conseille, non seulement une bonne ventilation, mais des essuyages fréquents avec des linges, afin d'éviter l'odeur de relent.

lium, *Mucor*) avec des touffes tomenteuses, comme il en pousse sur les confitures. Ces taches moisies envahissent d'abord la graisse et ensuite les muscles, où elles sont très tenaces, très adhérentes. La brosse ne peut en enlever la trace; il faut employer le couteau.

A ce moment, il a été admis par le service sanitaire qu'on devait retirer de la consommation ces viandes gluantes, dont l'odeur de relent et d'humidité est manifeste. J'ai adopté la même conduite à l'égard des viandes moisies, ne pouvant pas admettre qu'on put considérer comme fraîches des substances couvertes de tant de points de moisissures. Si on a été tolérant devant l'avarie superficielle des confitures, du fromage, des jambons, des enveloppes de certains saucissons et, en général, de toutes les surfaces externes des produits conservés par le sel ou le sucre, on doit, je crois, être plus rigide dans l'inspection du pain et de la viande fraîche, substances périssables à bref délai, qu'on doit manger rapidement, substances capitales dans l'alimentation de l'homme et que nos estomacs sont en droit d'exiger sans trace d'avarie.

Ces constatations, faciles à établir dans l'examen superficiel de ces viandes, ne sont pas les seules à faire pour affirmer leur insalubrité.

Constamment congelées depuis leur entrée dans les chambres froides, soit dans le bateau qui les transporte du lieu d'origine en France, soit dans le magasin de vente des grandes villes, les viandes de bœuf et de mouton perdent encore de leurs propriétés si le froid n'est pas continu, si le dégel survient complètement et si, surtout, on vient à les congeler à nouveau.

Nous avons vu plus haut que le dégel avait pour effet, en ramollissant les viandes, de leur donner des teintes particulières, détestables, et de laisser s'extravaser dans certaines régions où le tissu cellulaire est lache et abondant une notable quantité de jus. Vient-on à congeler ces pièces ainsi fondues, le froid intense les saisit dans ce nouvel état, sans modifier aucunement leur aspect extérieur. Bien plus, au moment du nouveau dégel dans la mise en vente ou dans l'étalage, on se trouve en présence de quartiers, sans aucun brillant, sans couleur rutilante, mais avec des tons de graisse indéfinissables et des teintes vineuses de muscles gluants et visqueux. A l'intérieur, le couteau rencontrera tout le sérum épanché noyant les muscles dans un magma semblable à des confitures de coing. Là, encore, on ne perçoit aucune mauvaise odeur. Rien ne s'exhale de ces chairs en bouillie, absolument rien.

A ce moment, doit-on saisir ces viandes? Depuis longtemps, je me suis posé ce grand point d'interrogation, et, malgré mon hésitation, j'ai toujours opiné pour le retrait de ces carcasses qui ont subi la congélation après plusieurs dégels et dont l'aspect repoussant, une fois fondues, me les a fait comparer à des pièces anatomiques ayant macéré longtemps. Néanmoins, j'avoue que le point d'appui me manque et que je serais heureux d'avoir un peu plus de données sur la matière. J'ai toujours pensé qu'on pouvait, avec la congélation, faire passer toutes sortes de viandes, les bonnes et les mauvaises, et que nos moyens d'investigation étaient souvent impuissants à découvrir, dans ces quartiers plusieurs fois gelés et dégelés, ceux à écarter de la consommation; c'est pourquoi j'ai essayé, aujourd'hui, de tracer une ligne de conduite à l'égard de ces viandes deux et trois fois dégelées au cours de route, ayant perdu à l'air ambiant tout leur jus et qui ont fondu finalement aux tringles des maisons de vente ou dans leur exposition sur les marchés. J'ai dit qu'à ce moment, hâlées, vidées, ternes, sales, d'un aspect repoussant, on devait les retirer de la consommation comme n'étant plus loyales ni marchandes.

Les viandes congelées ne devraient pas, il me

semble, être colportées d'étaux en étaux. Faire étalage avec elles me parait un non sens, de même que les accrocher aux Halles centrales, au moment des temps humides, est aussi peu logique. Autant ces viandes sont belles à leur sortie des chambres de congélation, alors qu'elles ont intactes leurs couleurs vives, saupoudrées d'une poussière de givre éclatant, autant elles deviennent dégoûtantes après plusieurs jours d'exposition à l'air libre.

Si l'on veut leur conserver un certain crédit, il est nécessaire de les présenter au public acheteur sous un jour favorable et de ne pas attendre, pour les vendre, qu'elles aient perdu, par un séjour prolongé à l'air, toutes leurs propriétés.

CHAPITRE XIII

VIANDE DE CHEVAL

SOMMAIRE. — Maladies communes observées à l'autopsie. — Réglementation.

La viande de cheval est aussi saine, aussi nourrissante et d'aussi bon goût que celle de bœuf. Les peuples nomades de l'Asie Centrale en ont toujours fait leur nourriture ordinaire. Plus d'une fois, pendant les guerres de la République et de l'Empire, nos soldats n'en ont pas eu d'autre et ils n'ont jamais eu à regretter de l'avoir employée. Le même fait a eu lieu pendant le siège de Paris par les Prussiens. Enfin il est certain que, probablement de tout temps, elle a figuré en cachette dans le régime alimentaire de la population indigente des grandes villes. Ces diverses considérations ont engagé de nos jours les gouvernements de presque toute l'Europe à laisser la viande de cheval s'introduire librement dans le commerce de la boucherie.

Malgré le chant de victoire de M. Decroix, dont l'autorité reste entière, il nous faut reconnaître qu'on n'arrivera jamais à produire économiquement le cheval de boucherie (1). Sa consommation sera donc forcément limitée, se réduisant en partie à celle des sujets étiques, usés, incapables en un mot de faire un service actif. Dans ces conditions, le rôle de l'inspecteur devient difficile; son contrôle reste sévère en présence d'animaux souvent suspects, malades, qu'on soumet à sa visite.

Le commerce préfère les chevaux hongres et aussi les juments, disqualifiant un peu les sujets entiers dont la viande est plus brune, plus compacte, plus ferme. Il estime surtout le cheval de couleur. Il le paye plus cher que le blanc ou le gris clair, à cause de la mélanose dont il peut être porteur. On n'abat presque exclusivement que des chevaux vieux. Cependant, de temps à autre, il arrive à l'abattoir des chevaux jeunes, victimes d'un accident irrémédiable. On sacrifie aussi beaucoup de sujets maigres, les deux tiers environ. Ceux qui ont passé sous le contrôle de l'inspection, ne servent guère qu'à faire des saucissons. Leur graisse est

(1) Villain, l'hippophagie à Paris, *Répertoire de Police sanitaire.*

peu abondante, un peu fluide, rougeâtre ; souvent ils sont émaciés, et leur carcasse exposée à l'étalage inspire peu de confiance. Pour la vente en boutique on choisit ordinairement des sujets assez gras, ayant bon aspect avec une graisse de couverture jaunâtre et une panne épaisse débordant de l'abdomen écarté intentionnellement.

Les maladies observées à l'autopsie des chevaux de boucherie sont, on le conçoit sans peine, extrêmement diverses. C'est surtout l'appareil respiratoire qui offre les lésions les plus variées. Cette constatation était attendue, puisqu'il s'agit d'un animal utilisé comme moteur. On trouve, en effet, fort peu de poumons absolument indemnes de toute altération. Ce sont des foyers d'étendue très variable de pneumonie, de pleurésie à tous les stades, depuis l'inflammation suraiguë et récente jusqu'à l'inflammation éminemment chronique et très ancienne. Des points de broncho-pneumonie purulente, ordinairement peu volumineux, plus ou moins nombreux et disséminés dans les deux lobes pulmonaires, se montrent particulièrement fréquents. On y voit des généralisations de tumeurs sarcomateuses ou autres, des corps étrangers enkystés, des masses calcaires, sans aucune organisation, toutes à la même période de développement, difficilement incisables, sans zone inflammatoire, sans point central ramolli.

Parmi les affections entraînant le plus souvent la saisie totale, il faut citer la maigreur, l'étisie, l'hydrohémie, la morve et le farcin, la mélanose, l'infection purulente ou pyohémie, la pneumonie et la pleurésie purulente ou non, les diverses maladies fébriles, le tétanos.

On opère des saisies partielles lors de fractures, abcès, contusions, tumeurs mélaniques, etc. Je m'arrête car, pour être exact, il faudrait reprendre une partie de la pathologie interne et externe et ce n'est pas en agissant ainsi qu'on arriverait à faire un règlement.

A cause du préjugé toujours très vivace, il est indispensable que la viande de cheval soit offerte au public avec des garanties de salubrité au moins équivalentes à celles que présentent les viandes de boucherie. A Paris, l'ordonnance de Police de 1866 stipule que les chevaux seront présentés vivants dans des abattoirs spéciaux. Leur viande ne pourra sortir que si elle porte les cachets des vétérinaires sanitaires ayant assisté à l'autopsie des animaux.

L'art. 8 de cette ordonnance énumère, en outre, les causes de saisie :

« Sont considérés comme impropres à la consommation les chevaux morts naturellement, ceux qui sont atteints d'une maladie quelconque, de plaies purulentes, même au sabot.

« Sont également exclus les chevaux dans un état d'extrême amaigrissement. »

Ces prescriptions sont sages, rigoureuses sans doute, mais utiles.

J'ai terminé cet essai de réglementation. Ce sont plutôt des considérations générales sur les principaux motifs de saisie que j'ai étudiées. Ce sont mes observations, celles de mes collègues de l'inspection de Paris que j'ai résumées aussi succinctement que possible. Elles ont été puisées aux sources vives de la pratique, contrôlées sévèrement ; elles sont indestructibles comme toutes les choses bien vues. Je les livre au jugement bienveillant de tous ceux qui, comme moi, portent un intérêt passionné à l'inspection des viandes de boucherie.

TABLE DES MATIÈRES

CHAPITRE IV

Viandes fiévreuses.

§ 1. — Viandes fiévreuses proprement dites.

§ 2. — Viandes malades.

CHAPITRE V

Viandes surmenées.

CHAPITRE VI

Zoonoses.

CHAPITRE VII

Saisies partielles.

CHAPITRE VIII

Extrême jeunesse.

CHAPITRE IX

Viande de maigreur extrême.

CHAPITRE X

Les odeurs des viandes dans l'état de maladie.

CHAPITRE XI

La viande de taureau et des femelles domestiques.

CHAPITRE XII

Les viandes congelées.

CHAPITRE XIII

Viande de cheval.

8026-99. — Corbeil. Imprimerie Éd. Crété.

www.ingramcontent.com/pod-product-compliance
Ingram Content Group UK Ltd.
Pitfield, Milton Keynes, MK11 3LW, UK
UKHW012049240726
13965UKWH00003B/1157